家庭医生 医学科普系列丛书

# 类风湿关节炎看名医

广东省医学会、《中国家庭医生》杂志社
组织编写

主　编：戴　冽
副主编：莫颖倩　康　倩

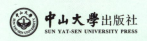
中山大学出版社
SUN YAT-SEN UNIVERSITY PRESS

·广州·

版权所有　翻印必究

图书在版编目（CIP）数据

类风湿关节炎看名医 / 戴冽主编；莫颖倩，康倩副主编 . —广州：中山大学出版社，2017. 10

（家庭医生医学科普系列丛书）

ISBN 978-7-306-06106-5

Ⅰ. ①类… Ⅱ. ①戴… ②莫… ③康… Ⅲ. ①类风湿关节炎－防治 Ⅳ. ① R593.22

中国版本图书馆 CIP 数据核字（2017）第 169252 号

LEIFENGSHI GUANJIEYAN KAN MINGYI

出 版 人：徐　劲
责任编辑：鲁佳慧
封面摄影：肖艳辉
封面设计：陈　媛
装帧设计：王淑君
责任校对：谢贞静
出版发行：中山大学出版社
电　　话：编辑部 020 - 84110283，84111996，84111997，84113349
　　　　　发行部 020 - 84111998，84111981，84111160
地　　址：广州市新港西路 135 号
邮　　编：510275　　传真：020 - 84036565
网　　址：http://www.zsup.com.cn　　E-mail: zdcbs@mail.sysu.edu.cn
印 刷 者：佛山市浩文彩色印刷有限公司
规　　格：889mm×1194mm　1/24　7.5 印张　150 千字
版次印次：2017 年 10 月第 1 版　2017 年 10 月第 1 次印刷
定　　价：28.00 元

如发现本书因印装质量影响阅读，请与出版社发行部联系调换

# 家庭医生医学科普系列丛书编委会

**主任：**

姚志彬

**编委**（按姓氏笔画排序）：

| | | | | | | |
|---|---|---|---|---|---|---|
| 马　骏 | 王省良 | 王深明 | 邓伟民 | 田军章 | 兰　平 | 朱　宏 |
| 朱家勇 | 伍　卫 | 庄　建 | 刘　坚 | 刘世明 | 苏焕群 | 李文源 |
| 李国营 | 吴书林 | 何建行 | 余艳红 | 邹　旭 | 汪建平 | 沈慧勇 |
| 宋儒亮 | 张国君 | 陈　德 | 陈规划 | 陈旻湖 | 陈荣昌 | 陈敏生 |
| 罗乐宣 | 金大地 | 郑衍平 | 赵　斌 | 侯金林 | 夏慧敏 | 黄　力 |
| 曹　杰 | 梁长虹 | 曾其毅 | 曾益新 | 谢灿茂 | 管向东 | |

# 序

姚志彬 | 广东省政协副主席
广东省医学会会长

健康是人生的最根本大事。

没有健康就没有小康,健康中国,已经成为国家战略。

2015年李克强总理的政府工作报告和党的十八届五中全会都对健康中国建设进行了部署和强调。

随着近年工业化、城镇化和人口老龄化进程加快,健康成为人们最关注的问题之一,而慢性病成为人民健康的头号"公敌",越来越多的人受其困扰。

国家卫生和计划生育委员会披露:目前中国已确诊的慢性病患者近3亿人。这就意味着,在拥有超过13亿人口的中国,几乎家家有慢性病患者。如此庞大的群体,如此难题,是医疗机构不能承受之重。

慢性病,一般起病隐匿,积累成疾,一旦罹患,病情迁延不愈。应对慢性病,除求医问药外,更需要患者从日常膳食、运动方式入手,坚持规范治疗、自我监测、身心调理。这在客观上需要患者及其家属、需要全社会更多地了解慢性病,掌握相关知识,树立科学态度,配合医生治疗,自救与他救相结合。

然而,真实的情况并不乐观。2013年中国居民健康素养调查结果显示,我国居民的健康素养总体水平远低于发达国家，尤其缺乏慢性病的防治知识。因此，加强慢性病防治知识的普及工作，刻不容缓。

与此同时，随着互联网、微信、微博等传播方式的增加，健康舆论市场沸沸扬扬、泥沙俱下，充斥着大量似是而非的医学信息，伪科普、伪养生大行其道。人们亟待科学的声音，拨乱反正，澄讹传之误，解健康之惑，祛疾患之忧。

因此，家庭医生医学科普系列丛书应时而出。

该丛书由广东省医学会与《中国家庭医生》杂志社组织编写。内容涵盖人们普遍关注的诸多慢性病病种，一病一册，图文并茂，通俗易懂，有的放矢，未病先防，已病防变，愈后防复发。

本系列丛书，每一册的主编皆为岭南名医，都是在其各自领域临床一线专研精深、经验丰富的知名教授。他们中，有中华医学会专科分会主任委员，有国家重点学科学术带头人，有中央保健专家。名医讲病，倾其多年经验，诊治心要尤为难得，读其书如同延请名医得其指点。名医一号难求，该丛书的编写，补此缺憾，以惠及更多病患。

广东省医学会汇集了一大批知名专家教授。《中国家庭医生》杂志社在医学科普领域成就斐然，月发行量连续30年过百万册，在全国健康类媒体中首屈一指，获得包括国家期刊奖、新中国60年有影响力的期刊奖、中国出版政府奖等众多国家级大奖。

名医名刊联手，致力于大众健康事业，幸甚！

2016年4月

# 前 言

**戴冽**
中山大学孙逸仙纪念医院风湿免疫科主任、主任医师
中山大学教授、博士研究生导师、医科教学督导
广东省医学会风湿病学分会主任委员
中华医学会风湿病学分会委员
中国医师协会风湿免疫科医师分会常委

提及慢性病，人们最先映入脑海的也许是"三高"、痛风等。但还有一种慢性病，它被喻为"活着的癌症"，轻则致肿致痛，重则致残致死。目前，我国已有大约500万该疾病患者。

这个病就是类风湿关节炎！

作为一种慢性、全身性、自身免疫性疾病，类风湿关节炎以对称性多关节炎为主要临床表现，除了对关节造成破坏，最终导致关节的畸形和强直外，它还会对全身的诸多器官如肺、心脏、血管、眼睛等造成损害，严重时甚至致死。

听起来有点可怕，对吗？事实上，大多数疾病只要早防早治，都是容易对付的。就类风湿关节炎而言，由于其病因和发病机制迄今尚未明确，人们除了保持健康的生活方式，很难有针对性地去预防它。不过，治疗上，只要尽早采取积极、正规的治疗措施，绝大多数患者都能缓解症状、控制病情，也就是说，类风湿关节炎患者可以像正常人一样读书、工作、结婚、生子，过上正常人的生活。

可为什么现实生活中，还有那么多因类风湿关节炎而致畸致残的患者呢？

一方面，该病起病隐匿、变化多端，导致患者就医时走了不少弯路。有的患者先是感到全身疲乏、食欲不振、莫名消瘦等，以为只是过度劳累，或感冒等小病，就不以为意；有的

患者全身酸痛，伴有局部小关节肿痛、僵硬，但尚能承受，便拖延着；还有的患者出现颈椎、颞颌关节等处的非典型性症状，辗转于骨科、神经科等，却得不到明确的诊断。待到病情不断进展，关节破坏已较为严重时，患者才终于投奔到风湿免疫科就诊，但往往已错过了治疗的最佳时机。

另一方面，是患者的慢性疾病管理意识还有待加强。作为一种尚不能根治的慢性病，类风湿关节炎患者需要长期吃药、坚持随访。然而，一部分患者主观上缺乏耐性，症状稍一好转就擅自减药、停药；或为求彻底治愈而听信所谓的"偏方"、"特效药"，放弃正规治疗。也有一部分患者客观上受到各种条件的限制，包括繁忙中抽不出身来看病，或山长水远无法定期回院复查，或科室人满为患挂不到号，或家境贫困无法保障后续治疗。

如此种种，令人唏嘘！身为一名风湿免疫科医生，强烈的责任感驱使我，既要为患者看病治病，也要教患者防病识病！毕竟每个医生一生中能直接接诊的患者是有限的，但若能向老百姓普及疾病防治知识，那将会有更多人受益。为此，我根据20多年临床工作的经验，整理与搜集了类风湿关节炎患者最普遍的疑问以及求医过程中常见的误区，系统整理、汇聚成册，希望能一扫患者心中的疑云，提高该病的早期就诊率和治疗达标率。

"操千曲而后晓声，观千剑而后识器"，躬身医学20余年，我对于类风湿关节炎的相关研究只能说还处在孜孜不倦的前进与探索阶段。倘若手头的这本拙作能助您在漫长的求医路中多一份信心，不再孤单，那么，我也将感到同样的温暖！

2017年7月

# 目录 CONTENTS

名医访谈　秋风不凛冽，杏林尚春暖 / 1
自测题　/ 4

## 基础篇　慧眼识病

### PART 1　揭开类风湿关节炎的面纱　/ 2

这个病，古老又年轻　/ 2
你属于类风湿关节炎好发人群吗　/ 5
好端端的，为何会中招　/ 6
原来问题出在关节上　/ 10
除了关节，全身都可能受牵连　/ 14

### PART 2　捕捉类风湿关节炎的信号　/ 20

这些症状，别掉以轻心　/ 20
耐着性子做检查　/ 33
两套诊断标准，可自行对照　/ 47

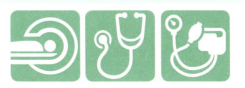

# 目录 CONTENTS

### 📧 经典答疑 /51

关节炎,"风湿"还是"类风湿"? /51
类风湿因子阳性,就是类风湿关节炎吗? /52
验血阴性,为何还诊断为类风湿关节炎? /52

## 治疗篇 该出手时就出手

### PART 1　带着目的去治疗 /54

不能根治,但一定要治 /54
治疗关键字:早 /55
类风湿关节炎的治疗措施 /56

### PART 2　一般治疗,无处不在 /57

生活中的一般治疗 /57

### PART 3　药物治疗,重中之重 /58

联合用药,全线出击 /58

非甾体抗炎药——治标不治本 / 61

改善病情抗风湿药——治"本",见效慢 / 66

糖皮质激素——火速控制炎症 / 70

生物制剂——异军突起的抗风湿新药 / 75

植物药制剂——传统瑰宝显疗效 / 79

## PART 4　手术治疗,三思而行 / 81

滑膜切除术 / 82

人工关节置换术 / 83

关节融合术 / 84

软组织修复术 / 85

## PART 5　严密监控,达标治疗 / 86

你的治疗达标了吗 / 86

## 经典答疑 / 90

治疗类风湿关节炎,拔火罐行吗? / 90

# 目录 CONTENTS

## 生活行为篇 这样做，才健康

**PART 1 饮食篇 / 92**

健康饮食的基础——膳食宝塔 / 92
类风湿关节炎的饮食要点 / 96

**PART 2 运动篇 / 100**

运动，因时而异，因人而异 / 100
一起来，康复保健操 / 104

**PART 3 起居篇 / 113**

改造你的居家环境 / 113
好习惯，保护你的关节 / 115
这些矫正装置，你可能用得上 / 118

**PART 4　心理篇　/ 120**
　　接受疾病，做回平和的自己　/ 120

**PART 5　生育篇　/ 123**
　　得了类风湿关节炎，能要宝宝吗　/ 123
　　怀孕用药，大有讲究　/ 126
　　生完宝宝后，能哺乳吗　/ 129

**经典答疑　/ 130**
　　吸烟会引起类风湿关节炎？　/ 130

# 目录 CONTENTS

## 聪明就医篇　最高效看病流程

**PART 1　这样就诊最高效　/132**

就医，找对门路　/132

预约挂号，这样最方便　/135

初次就诊，学会与医生沟通　/137

复诊，要足够重视　/140

小心，别掉进"特效药"骗局　/145

这些症状，可看风湿（免疫）科　/148

**PART 2　中山大学孙逸仙纪念医院风湿免疫科
及专家推荐　/151**

# 名医访谈

## 秋风不凛冽,杏林尚春暖

**采访**:《中国家庭医生》杂志社
**受访**:戴冽(中山大学孙逸仙纪念医院风湿免疫科主任、主任医师,中山大学教授,博士研究生导师,医科教学督导,广东省医学会风湿病学分会主任委员,中华医学会风湿病学分会委员,中国医师协会风湿免疫科医师分会常委)

"秋风冽冽,白露为朝霜。"初识戴冽教授,但见她接近一米七的个头,一袭白大褂,走路自带风,记者脑子里冒出这句古诗,暗忖眼前的这位女教授,端严整肃、清俊挺拔,犹如凛冽的秋风般高冷。

采访时,抛出第一个问题:"您儿时的理想是什么,为何会成为一名医生?"没想到,戴教授笑着答道:"其实不是每个医生都是从小立志投身医学,而后奋发图强最终实现人生梦想的。我是1984年阴差阳错以第一名的成绩考入中山医科大学,6年后毕业留校一直工作到现在。作为一名医生和教授,我最关心的其实是自己的职责和责任。"

接着,这位医学教授聊起了她最本职的工作——临床、教学、科研。

### 漫漫科研路,每一步都踏实坚定

我国的风湿病学起步较晚,20世纪七八十年代,国内的医院才相继成立风湿病学专科。"我们所谓的风湿性疾病,其实囊括了十大类近一百多种疾病。"戴教授说道,"这之中最常见的,莫过于类风湿关节炎。类风湿关节炎是风湿科医生入门必须掌握的第一个疾病。"

戴教授的主要研究方向正是类风湿关节炎。目前,我国大约有500万的类风湿关节炎患者,其发病机制尚未明确,患者也常因早期症状不典型而被误诊,影响治疗。为此,戴教授将科研的重心聚焦在类风湿关节炎的发病机制和早期诊断上,先后主持了国家自然科学基金、教育部高校博士点等十多项省部级科研项目,已经发表 SCI 收录的论著 36 篇,在国内期刊发表论文 130 篇。

当然,这些"科研硕果"都是记者后期搜索到的,采访中,戴教授对此只字未提,只反复强调一句话:"做再多的科研,都是为了解决临床中患者遇到的实际难题,将自身所掌握的知识、技术运用到患者身上。"

### 拳拳师者心,引领后辈不断前行

身为大学教授、教学督导和博士生导师,教书育人是戴教授的工作职责之一。她时常教导自己的学生和年轻医生,要踏踏实实,从一个合格的医生做起,不断学习进取,提高自己的专业本领,更好地为患者服务,同时还要树立更高的理想和目标,投身医学研究,推动医学发展。"什么是小医生?就是实实在在地给患者看病,解决患者的问题。什么是大医生、大专家?就是小医生看不了的病也能搞定。而医学科学家则要有自己的原创性工作和学术建树,能够推动医学理论或实践的进步,这也是研究型医院的教授们的责任和使命。"

在戴教授的带领下,2015 年,中山大学孙逸仙纪念医院风湿免疫科成为广东省医学会风湿病学分会主委单位。戴教授的教学层面,早已从个人、科室、医院,扩展到整个广东省风湿领域。"人的确是更忙了,但如果能够借此机会,将国内外最先进的知识成果、科学技术推广与普及开来,必定会带动一大批年轻医生的成长,让他们更好地为患者服务。"聊到这里,戴教授面绽微笑。

### 廿载看病记,解决患者实际问题

从医二十余年,接触过的类风湿关节炎患者成千上万,记者问戴教授最大的心得是什么,戴教授给出了"六字真言"——做好慢病管理。

据已发表的 SCI 文章数据显示，中山大学孙逸仙纪念医院风湿免疫科关于类风湿关节炎的临床控制缓解率已超出国内平均值，达到与欧美国家相同的国际领先水平。难道该科室有特种检查治疗设备或是特效药吗？"没有，我们的治疗方案与全国大多数医院是一样的，区别只在于怎样整合科室的资源，最大限度做好患者的慢病管理。"

戴教授表示，类风湿关节炎只要早期、正规地治疗，患者大多能缓解症状，改善预后，过上正常生活。但作为不能根治的慢性病，其治疗过程往往漫长。"很多患者一出院，就不好管理了。要么不按规定的时间复诊，要么私下改药、停药。"对此，戴教授于 2014 年组织全科室人员成立了广东省首个类风湿关节炎慢病管理团队——风之家。风之家建立了以患者为中心的微信群和微信公众号，定期叮嘱患者回院复诊，随时解答患者的疑问，刊登科普文章为患者提供医学常识。同时，风之家还设立了随访门诊，方便患者回院复查时能挂到号，并组织家庭日，号召患者像亲友一样聚会，共同学习类风湿关节炎的防治知识。

"单凭我个人的力量是有限的，我们是团队作战，和患者并肩对抗疾病！"戴教授顿了顿，"就像写这本书——因为我没有那么多时间和患者一个个地沟通，所以把重要问题写进书里，希望能对患者有所帮助！"

后来，就这本书的出版事宜，记者又多次造访戴教授。由于她实在是太忙了——每天至少工作 10 小时，节假日常年无休，所以每次见面都是见缝插针，有时在门诊、有时在病房、有时在实验室。最后一次是一个星期二傍晚，她结束了一天的门诊，回办公室研讨 5 个病例，紧接着查病房，然后才和我们讨论起本书文稿里的细节问题。

待到记者走出中山大学孙逸仙纪念医院的大门，抬头处，已明月高悬，对岸的珠江游船浮动、星辉斑斓，三三两两的患者迎着晚风，在家人的陪伴下沿江散步。这时，戴教授还留在实验室继续工作，想起告别时那个暖心的笑容，记者才明白最初的"秋风凛冽"完全是一场误会——杏林春暖，这位女医生的心盛满了人间大爱。

# 自测题

**1. 类风湿关节炎好发于下列哪类人群？（ ）**
A. 30~50岁男性
B. 60岁以上老人
C. 30~60岁女性
D. 12岁以下儿童

**2. 以下哪项因素是类风湿关节炎的主要发病机制？（ ）**
A. 免疫紊乱
B. 遗传因素
C. 环境因素
D. 交叉感染

**3. 类风湿关节炎最容易导致畸形的关节部位是（ ）。**
A. 手足关节
B. 颈椎关节
C. 髋关节
D. 膝关节

**4. 类风湿关节炎的所有症状中，以下哪项属于关节外症状？（ ）**
A. 低热、疲乏、体重减轻
B. 类风湿结节
C. 心脏受累
D. 以上皆是

**5. 血沉和C反应蛋白同时增高,说明( )。**

A. 有炎症,是类风湿关节炎

B. 没有炎症,不是类风湿关节炎

C. 有炎症,但不一定是类风湿关节炎

D. 没有炎症,但有类风湿关节炎

**6. 类风湿关节炎的治疗"机会窗"是在发病后( )。**

A. 3~6个月

B. 6~12个月

C. 12~18个月

D. 3~12个月

**7. 治疗类风湿关节炎的重中之重是( )。**

A. 运动治疗

B. 心理治疗

C. 外科手术治疗

D. 药物治疗

**8. 在药物治疗类风湿关节炎时,最常见的战斗主角是( )。**

A. 非甾体抗炎药

B. 改善病情抗风湿药

C. 激素

D. 植物药制剂

参考答案:

1.C　2.A　3.A　4.D

5.C　6.A　7.D　8.B

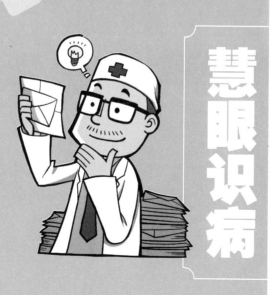

# 慧眼识病

## 基础篇

# PART 1 ▶ 揭开类风湿关节炎的面纱

## 这个病，古老又年轻

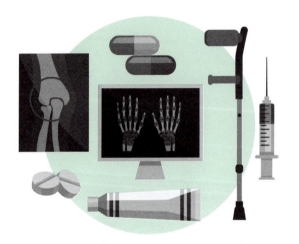

提起类风湿关节炎，因为有"风湿"两个字，我们不难联想，看这个病，要去风湿（免疫）科。而在我国，风湿病学起步较晚，直到20世纪70年代末、80年代初，一些医院才相继成立了风湿病学专科，开始进行风湿病学的基础和临床研究。

于是就有人问：类风湿关节炎是直到20世纪才出现的新病种吗？

非也，类风湿关节炎这个病，可谓既古老，又年轻！

## 穿越千年，古已有之

早在公元前460年，希波克拉底就已对包括类风湿关节炎在内的60多种风湿病的相关临床征象进行过描述。在《希波克拉底全集》中，正式出现了"rheuma(风湿)"一词。这个源于古希腊语的词"rheuma"，意为流动，当时的人们认为，人体中有4种基本体液，包括血液、黏液、黄胆汁和黑胆汁，其中任何一种体液失调，流到关节缝隙中，都会引发疼痛，导致疾病。在随后的近2000年里，这种"体液论"都在类风湿关节炎等常见风湿病的病因学中占据着统治地位。

西方如此，那么古老的东方呢？无独有偶，同样是在近2000年前，《黄帝内经》中说："风雨寒热，不得虚，邪不能独伤人也。"在传统中医看来，人如果体质虚弱，加之生活的地方气候变化无常、冷热交错频繁，或经常淌水、淋雨、冒雪等接触到较为严重的风寒湿气，那么，这些虚邪贼风就会随着血液循环进入人体经络，从而引发关节疼痛、活动不利等"痹症"，即类似于我们今天所说的风湿性疾病，它包括了类风湿关节炎。

## 旧貌换新颜，载入史册

什么时候才正式有了"类风湿关节炎"一说呢？

漫漫长河中，历史继续向前。17世纪以后，随着自然科学的发展，基础理论的积累，以及各种先进技术的广泛应用，西方医学研究进入了一个新的时代。

19世纪初，法国医生Landre-Beauvais报道了9例女性患者，第一次对类风湿关节炎的临床和病理特点进行了比较系统的研究。

1858年，英国医生加德罗首次使用了"类风湿关节炎"这一病名。

此后，"类风湿关节炎"这一名称相继被英国卫生部和美国风湿病学会分别于1922年和1941年正式采用。进而我们得以明确，类风湿关节炎是以对称性多关节炎为主要临床表现的慢性、全身性、自身免疫性疾病，其基本的病理改变是慢性滑膜炎、血管翳形成，并逐渐出现关节软骨和骨破坏，最终可能导致关节畸形和功能丧失。

## 医学飞速发展，有望攻克

近30年来，随着生物化学、免疫学、分子生物学的快速发展，风湿病的研究领域也大为扩展和深入。尤其是对于类风湿关节炎的研究，已进入免疫学和分子生物学的崭新阶段。

我国的风湿病学虽然起步较晚，但在无数医学工作者前仆后继的不懈努力下，它的发展非常迅速。作为一门新兴学科，它从无到有、从小到大、从弱到强，至今在全世界范围内已成为一支不可忽视的力量队伍。目前，我国对于类风湿关节炎的诊断和治疗已接近国际先进水平，患者的预后较过去相比，已有了很大的改善。

曾经，我们说类风湿关节炎是"不死的癌症"；而今，我们相信，只要科学就医，树立对该病的正确认知，每一位类风湿关节炎患者都能绽放自我，活出生命的精彩。

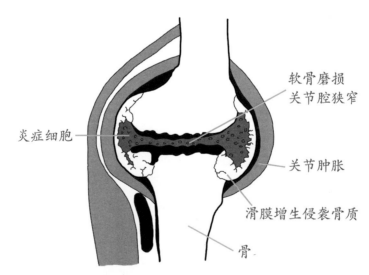

类风湿关节炎对关节的影响

# 你属于类风湿关节炎**好发人群**吗

作为风湿性疾病大家族中最为常见的一种,类风湿关节炎（rheumatoid arthritis, RA）主要侵犯手足小关节,其他器官或组织如心、肺、神经系统等亦可受累。

古往今来,有无数人曾饱受类风湿关节炎的折磨,并有相当一部分患者因此而丧失劳动力和致残,严重者甚至会丢掉生命。

那么,哪些人最容易受到类风湿关节炎的"攻击"呢?让我们一起来看看这个病的发病情况。

从**地理范围**来看,本病呈全球性分布,世界平均水平的 RA 患病率为 0.5%~1%。我国的 RA 患病率略低于世界平均水平,为 0.32%~0.36%。按此粗略计算,目前,我国大约有 500 万类风湿关节炎患者。

从**人种分布**来看,RA 的患病率呈现种族差异。其中,白种人的患病率较高,而黑种人,以及中国人、日本人、印度人等黄种人群的患病率明显要低。这提示该病可能与遗传和环境因素相关。

从**性别比例**来看,类风湿关节炎好发于女性,一般女性的患病率是男性的 2~3 倍。

从**年龄阶段**来看,类风湿关节炎可发生于任何年龄,以 30~50 岁为发病的高峰。

# 好端端的，为何会中招

每一位类风湿关节炎患者，在发病之初，都难免感叹：为什么生病的会是我？！

这个问题不仅困惑着每一位患者，也同样困扰着整个医学界。尽管这些年来医学的发展日新月异，但大多数风湿病的病因和发病机制仍未被彻底研究清楚。至今为止，关于类风湿关节炎的病因和发病机制，我们尚无定论，只能说它可能与以下因素密切相关。

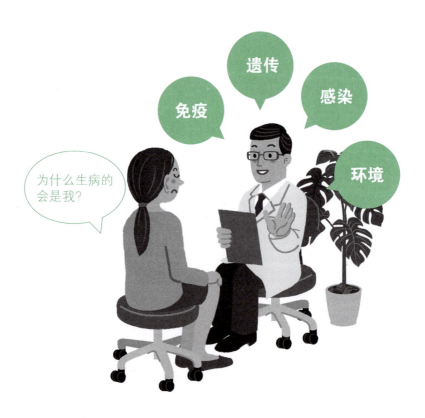

## 免疫紊乱

正常情况下,人体的淋巴细胞对身体具有免疫保护作用,能够"识别自我,排斥异己",不会对自身组织、细胞发起攻击。但是,一旦免疫紊乱,本来应该对付敌人的免疫系统就会倒戈攻击自己,从而造成疾病。

此时,淋巴细胞会活化:一方面,活化后的T细胞会分泌大量致炎症性细胞因子,损伤自己的组织;另一方面,被激活的B细胞会产生大量针对自身组织的自身抗体,形成免疫复合物,对自身组织进行损伤破坏。

在类风湿关节炎中,正是这种异常的免疫应答,造成TNF-α、IL-1、IL-6、IL-8等细胞因子增多,使得滑膜处于慢性炎症状态,继而引发关节及全身的一系列症状。同时,由于滑膜细胞不能正常凋亡,使得滑膜不断增生,炎症持续存在。

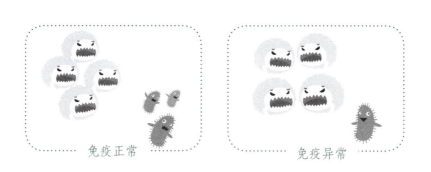

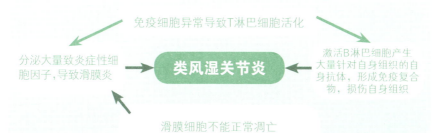

## 遗传因素

调查显示,类风湿关节炎与遗传因素密切相关。

比如,家族中若有人得了类风湿关节炎,那么,一级亲属发病的概率为 11%。

再比如,单卵双生子,也就是由一个卵细胞受精后分裂而成的双胞胎,他们具有相同的遗传基因,两人同时患类风湿关节炎的概率是 12%~30%。而双卵双生子,例如我们常见的龙凤胎,即由两个卵细胞受精后分裂而成的双胞胎,遗传基因不完全相同,两人同时患上类风湿关节炎的概率就只有 4%,显然低于前者。

另外,基因研究还发现,类风湿关节炎患者中,HLA-DR4 异常的频率明显高于正常人群,这也说明,这个病与 HLA 等易感基因相关。当然,并不是说基因里携带了易感基因,就一定会发病,这两者之间没有一个必然的因果联系。

## 感染因素

虽然仍未证实有导致类风湿关节炎的直接感染病原体,但目前认为,一些感染如细菌、支原体和病毒等,可能通过激活 T 淋巴细胞、B 淋巴细胞等,分泌致炎因子,产生自身抗体,影响类风湿关节炎的发病和病情进展;感染病原体的某些成分也可通过分子模拟导致自身免疫反应。

## 环境因素

潮湿、寒冷的工作或居住环境,可能导致类风湿关节炎的发生或病情加重。因为这些环境可能对全身免疫系统有刺激作用,或加剧其他病原因子的作用,在某些遗传易感性个体中促使类风湿关节炎发生。潮湿的空气也有利于病原微生物的繁殖和传播。当然,这些不良环境是类风湿关节炎的诱因而不是病因。

同时,也有研究发现,营养、药物、整容、外伤和外科手术、妊娠与分娩等因素,有可能是类风湿关节炎的发病契机,值得我们在日常生活中多加留意。

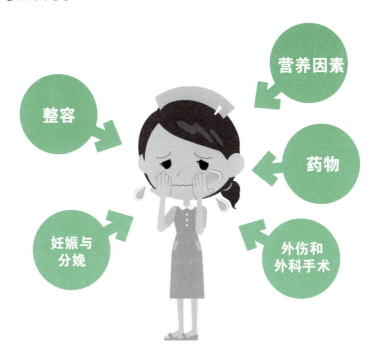

# 原来问题出在关节上

类风湿关节炎，单从名称上我们就不难发现，这个病是跟关节直接相关的。既然问题出在关节上，那么让我们先来看看，健康时，人体的关节是什么样的；得病后，关节会出现怎样的损坏；再进一步，最严重时，关节会变形成什么样子。

## 健康的关节长什么样

一个正常的成年人，全身共有206块骨。这么多的骨是怎样连结在一起的呢？

有一些骨，靠纤维、软骨、骨组织等直接连结，这种连结比较牢固，不活动或能小幅度活动。剩下的骨，则是靠骨与骨之间一种特别的装置——关节（也称滑膜关节）而间接连结。它是骨连结的最高分化形式，具有较大的活动性，使人得以灵活地运动。

所以我们说，关节是运动的枢纽。那么，这个"枢纽"长什么样子呢？

来看看关节的基本构造，它主要由关节面、关节囊、关节腔这三大部分构成。

关节面：每一个关节至少包括两个关节面，一般为一凸一凹，凸起来的为关节头，凹下去的是关节窝。关节面上覆盖着一层2~7厘米的关节软骨，它透明而富有弹性，使原本粗糙不平的关节面变得光滑，减少了活动时关节面之间的摩擦，减缓了运动带来的震荡和冲击。

关节囊：附着于关节周围，使整个关节腔封闭起来的囊膜，它分为内外两层。外层为纤维膜，厚而坚韧；内层为滑膜，薄而柔润。

关节腔：为关节面和关节囊滑膜层共同围成的密闭腔隙，里面含有少量关节滑液。

除了上述的三项基本结构外,有一部分关节为了适应其功能,还形成了特殊的辅助结构,如韧带、关节盘和关节唇、滑膜襞和滑膜囊等,从而增加了关节的灵活性或稳固性。

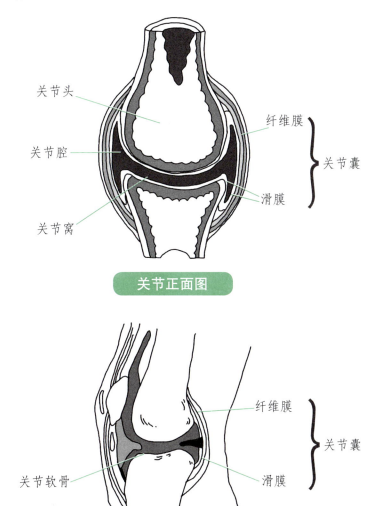

关节正面图

关节侧面图

## 炎症,引发的关节损坏

前文所述的,是正常人的关节构造。当然,正常人的关节偶尔也会发炎,这种炎症多数是由外界的损害性刺激所引发,是身体为了自我保护而启动的一种本能性防御反应。

但类风湿关节炎患者就不同了,他们由于免疫系统出现异常,本来健康的关节,会遭到自身抗体的攻击,从起初的炎症,一步步发展,严重者,甚至引发关节变形。

类风湿关节炎关节病变的三个阶段如下。

### 第一阶段

滑膜发炎:关节内的滑膜受到自身免疫反应的攻击,开始出现炎症反应,如肿胀、疼痛、僵硬等。

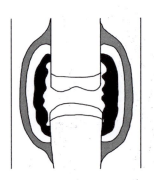

### 第二阶段

软骨受损、骨骼破坏：持续的炎症导致滑膜不断增生，形成绒毛样突起(又名"血管翳")，具有很强的破坏性，它突向关节腔内或侵入到软骨和软骨下的骨质，导致关节间隙变窄，关节面上出现虫蚀样改变。

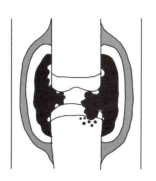

### 第三阶段

关节畸形：由于软骨和软骨下骨质被破坏，关节周围的韧带、肌肉、肌腱、筋膜等都会受到病变的侵犯，最后，关节会出现脱位或强直等畸形。此时，虽然疼痛可能缓解，但关节的功能却已丧失，不能再活动。

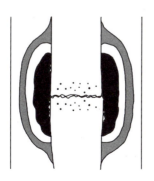

## 除了关节，全身都可能受牵连

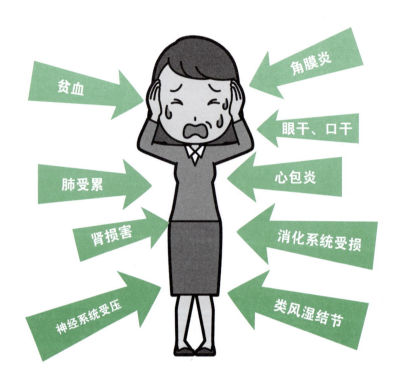

前面所说的关节畸形固然令人备受折磨，但它顶多致残，尚不足以致命。类风湿关节炎之所以可怕，就在于这是一个系统性疾病，除了引起关节的破坏，还会造成多器官损伤，包括肺脏、血液、心脏、胃肠道、肾脏、内分泌、神经、皮肤、口腔、眼睛，等等。

如果对此放任不管，这些关节以外的病变就有相当大的可能性会要了我们的命，成为导致少数类风湿关节炎患者死亡的重要原因。

让我们一起来看看这些关节以外的，复杂、重叠而又多变的，极其需要重视的全身性症状吧。

## 1 类风湿结节

这是类风湿关节炎较为常见的关节外表现,可见于20%~30%的患者。简单来说,我们可以把它理解为皮下小疙瘩,这些硬硬的疙瘩小如芝麻,大如花生米,可分布在关节隆突部及经常受压处,如肘部鹰嘴突附近、膝部、跟腱、手指、后颈、头皮等处,按压时不会感觉疼痛。

值得注意的是,除了常见部位,类风湿结节还可发生在几乎所有的脏器上,如心包、心内膜、胸膜、肺部等部位。

类风湿结节能提示类风湿关节炎的活动——对出现类风湿结节的患者行检查,90%以上可检出类风湿因子阳性。

肘部皮下结节　　　　指部皮下结节

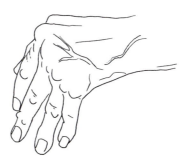

类风湿结节

## 2　类风湿血管炎

类风湿血管炎患者在临床上的表现时常不够明显,有观点认为,一旦出现血管炎的明显表现,往往预示着类风湿关节炎已经很严重。故不能掉以轻心。

那么,类风湿患者的血管炎有哪些表现呢?由于血管分布在人的全身,类风湿血管炎可累及全身各类血管,其中以中、小动脉受累更为常见。因侵犯的血管不同,症状也轻重不一。当侵犯指(趾)甲下或指(趾)端的小血管,可在相应的皮肤处出现瘀斑、紫癜,少数可引起局部组织的缺血性坏死,呈手指或足趾干性坏疽;如侵犯眼部,则出现巩膜炎、角膜炎、视网膜炎,会影响视力,严重时可造成视力障碍。

值得注意的是,在费尔蒂(Felty)综合征(是指除有典型的类风湿关节炎临床表现外,伴有脾脏肿大和白细胞减少的一种严重型类风湿关节炎)患者中,感染和腿部溃疡是两大病症,肺部和皮肤是容易感染的部位。皮肤感染后可并发溃疡,多位于小腿胫前及踝部,且溃疡较深。

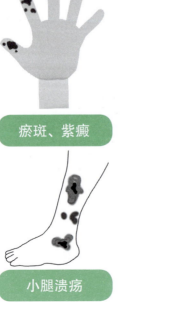

瘀斑、紫癜

手指干性坏疽

小腿溃疡

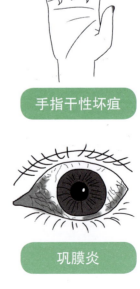

巩膜炎

## 3 肺受累

在类风湿关节炎患者中,肺受累的情况很常见,其中男性患者多于女性患者。值得一提的是,有时候肺受累可为该病的首发症状。

肺受累较常见以下五种病变:类风湿胸膜炎、肺内类风湿结节、类风湿尘肺、肺间质纤维化、肺动脉高压。这五种疾病可单独存在,也可并行存在。

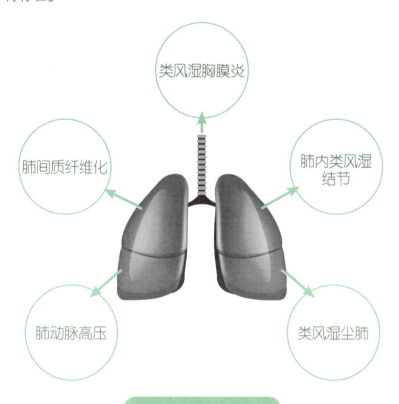

肺受累的五种病变

### 4 心脏受累

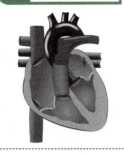

心包炎是类风湿关节炎出现心脏受累的最常见表现,可发生于类风湿关节炎病程的任何阶段,但更多见于伴有类风湿结节、血管炎、类风湿因子阳性及病情活动者。虽然,多数患者无相关临床表现,但通过超声心动图检查,约有30%的患者出现少量心包积液。但是由于心脏病变进展比较缓慢,所以临床表现较少或较隐匿。

### 5 肾损害

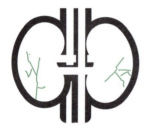

类风湿关节炎本身很少引发肾损伤,只有当它引起很严重的血管炎或合并淀粉样变时,才会进一步累及肾。当出现蛋白尿时,要考虑肾出现淀粉样变的可能。

同时,值得注意的是,类风湿关节炎患者的继发性肾损害可能与一些相关治疗药物有关,尤其是非甾体抗炎药。这也提示我们,要科学治疗,遵医用药,不可擅自用药。

### 6 神经系统损害

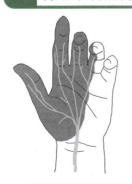

腕管综合征

类风湿关节炎患者之所以出现神经系统病变,主要是因为神经受压。并且,相应关节的滑膜炎越严重,受压的周围神经病变也就越重。

通常,当病变引起周围神经系统受压,如腕管内的正中神经受压时,可出现腕管综合征。它是由于腕关节滑膜炎性增生、腕横韧带增厚引起的。腕管综合征表现为第1、2、3指及第4指桡侧麻木、刺痛,最后可发生大鱼际肌的无力和萎缩。

当病变累及颈椎,包括寰枢椎半脱位、颅底下沉、下颈椎半脱位,可能出现脊髓、延髓、椎动脉、脑动脉等压迫症状,出现相应神经系统症状,严重时可发生截瘫或死亡。

### 7 贫血

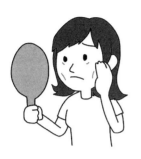

类风湿关节炎可引起患者贫血,其中,多数是慢性病贫血,如果单纯补充铁剂、叶酸或维生素等药物,则效果不佳。

因为这种贫血与类风湿关节炎患者的铁代谢异常有关,且贫血程度和本病的病情活动度相关,往往关节的炎症程度越高,贫血越严重。

所以,贫血的纠正有赖于类风湿关节炎的治疗。

### 8 干燥综合征

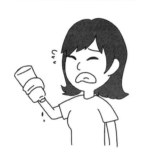

30%~40%的类风湿关节炎患者在疾病的各个时期均可出现干燥综合征。

眼干、口干是干燥综合征的最明显表现。眼干最常见的眼部表现是干燥性结膜、角膜病变;口干则表现为唾液分泌量的减少。

不过,也有部分患者症状不明显,必须通过各项检查来证实。

### 9 消化系统受累

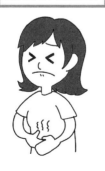

消化系统受累很少由类风湿关节炎本身引起,而多与患者服用抗风湿药物尤其是非甾体抗炎药有关。

其常见表现为上腹不适、胃痛、恶心、纳差,甚至黑粪。

值得注意的是,服用非甾体抗炎药若引起消化道出血,也会导致贫血。

# PART 2
# 捕捉类风湿关节炎的信号

## 这些症状，**别掉以轻心**

揭开了类风湿关节炎的神秘面纱后，我们对它有了一个初步认识。但是，当类风湿关节炎变着法子乔装打扮，戴上各种各样的面具，配以形形色色的装饰，踩着或急或徐的步伐，前来寻找它所"青睐"的主人时，尽管你抱着万分抗拒的心，一点都不待见它，然而，你能否练就一双火眼金睛，自万象纷呈的疾病丛林中，将它一眼识破？

答案是能。但前提是，我们须对自己身体的变化保持一定的敏感度，了解类风湿关节炎的种种典型症状，及时捕捉类风湿关节炎的信号。

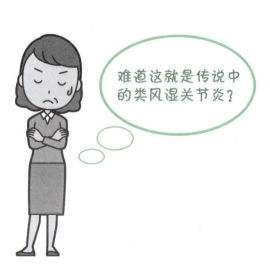

## 一般症状

**低热、疲乏、体重减轻**

　　类风湿关节炎主要是在关节处产生症状,但作为一种全身性疾病,它对健康的影响是全方位的。

　　发病初期,在关节出现疼痛和肿胀之前,患者往往就开始出现一些全身性的不适,如身体微微发热,没有刻意减肥但体重却开始往下掉,莫名地感到疲劳,整个人没有什么精力,甚或觉得全身疼痛。

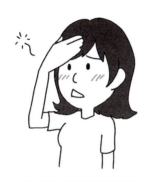

持续低热

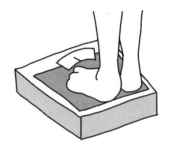

体重减轻

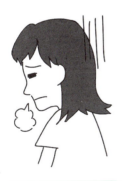

疲劳乏力

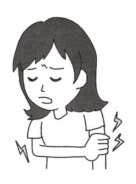

全身疼痛

## 关节症状

### 1 晨僵

95%以上的类风湿关节炎患者会有晨僵的症状,表现为早晨醒后,病变的关节感到僵硬、发紧,像被胶黏住了一样,持续1小时以上,才能缓解。活动后,改善明显。

通常,晨僵持续的时间和关节炎症的程度成正比。当类风湿关节炎病情严重时,晨僵持续的时间会明显变长。因此,晨僵又被视作判断病情严重程度的一个指标。

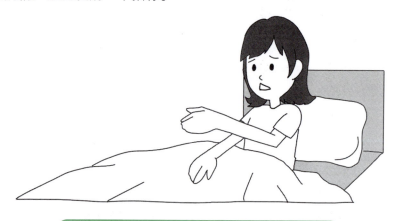

早上醒来,感到手、脚等关节僵硬

### 2 关节痛及压痛

关节痛往往是类风湿关节炎患者出现的最突出症状。这种痛多呈对称性和持续性,时重时轻并伴有压痛。同时,受累关节处的皮肤还会出现褐色色素沉着。

就疼痛程度而言，它与炎症的部位、发展速度，以及每个人对疼痛的耐受力有关。受累关节最常见的部位是手关节，其次是足趾关节、膝关节、踝关节、肘关节。另外，诸如颈椎关节、肩关节、髋关节、颞颌关节等特殊关节也可受累而出现病变。

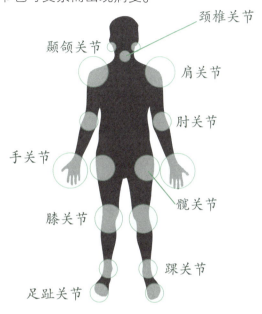

## 最常见受累关节

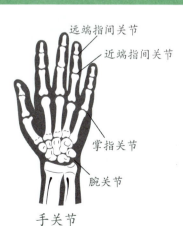

手关节

**手关节** 几乎所有的类风湿关节炎患者，都会出现手关节痛和压痛的症状。其中，以近端指间关节、掌指关节、腕关节最为常见，远端指间关节则比较少见。

## 常见受累关节

**足趾关节** 足部是类风湿关节炎最常见的受累部位之一，约80%的患者伴有不同程度的足部病变。其中，以跖趾关节最为常见。

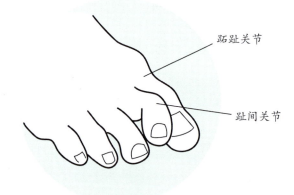

足趾关节

**膝关节** 类风湿关节炎患者常出现膝关节受累，并且，有相当一部分患者，最早在膝关节处出现症状，表现为膝关节疼痛、肿胀、活动受限。

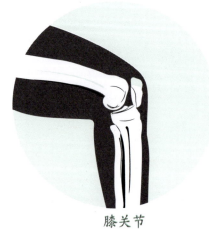

膝关节

**踝关节**　踝关节受累时,除了引起严重的肿痛,还可导致步行困难,是患者行走受限的重要原因。

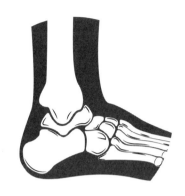

踝关节

**肘关节**　约有50%的类风湿关节炎患者会出现肘关节受累。不过,有相当一部分患者在肘关节受累的早期,关节疼痛并不明显,因而没有引起足够的重视。若任由其发展,肘关节伸直会明显受限。

肘关节

## 特殊受累关节

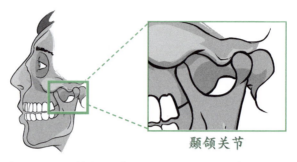

颞颌关节

**颞颌关节** 25%的类风湿关节炎患者,会出现颞颌关节受累,早期表现为疼痛,尤其在讲话和咀嚼时加重。进一步发展,有可能导致张口困难,咀嚼受限。

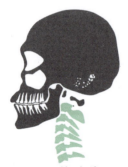

颈椎关节

**颈椎关节** 当颈椎的可动小关节及周围腱鞘受累时,会出现颈痛,导致颈部的活动范围受到限制,不再能灵活自如地运转。更严重者,会累及第1颈椎(寰椎)和第2颈椎(枢椎),引起寰枢椎的脱位,也即我们说的颈椎半脱位。

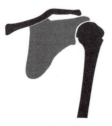

肩关节

**肩关节** 肩关节受累时,会有明显的疼痛和压痛。但要注意,不少50岁左右的类风湿关节炎患者本就容易出现肩关节酸痛、肩周炎,也即常说的"五十肩"。

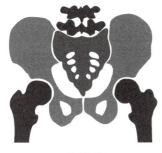

髋关节

**髋关节** 髋关节受累,则表现为髋关节疼痛。通常,由类风湿关节炎所引起的髋关节受累不多见。但如果在治疗类风湿关节炎过程中,长期或不规则地使用激素,则很有可能引发股骨头坏死,造成髋关节损害。

### 3 关节肿胀

关节肿胀往往是由于关节腔积液或关节周围软组织炎症而引起的,可见于任何关节。受累处多呈对称性,可出现明显肿胀。并且关节肿胀与关节疼痛、活动受限往往同时并存。

一般来说,关节肿胀以双手近端指间关节、掌指关节和腕关节最常见。累及指间关节时,肿胀的关节有如纺织用的"梭子"一样,故称为"梭形肿胀"。

腕关节、踝关节、膝关节多因滑膜炎的炎症肿胀渗出,检查时可发现有关节积液。病情缓解后,关节积液可减轻或消失。

肩关节、髋关节的周围因有较多软组织包围,所以很难发现肿胀,而以局部疼痛、活动受限为常见症状。

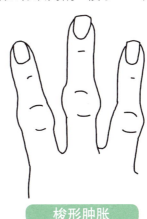

梭形肿胀

## 4 关节畸形

类风湿关节炎进展到较后期,会出现形形色色、花样繁多的关节畸形。关节畸形最易发生在手关节和脚关节上,不仅影响美观,还会损害关节的正常功能,给患者的日常生活带来巨大的不便。

常见的手脚关节畸形主要表现为以下几种。

### 手关节的畸形

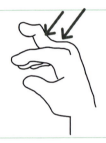

**天鹅颈畸形**

手指的近端指间关节过伸,远端指间关节屈曲,从侧面看上去,手指的形状很像鹅的颈部。

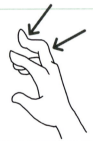

**纽扣花畸形**

手指的近端指间关节屈曲,远端指间关节过伸,整体看上去,手指就像纽扣花一样。

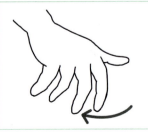

**尺偏畸形**

除拇指以外,其余四指的掌指关节均朝向小指方向偏斜。

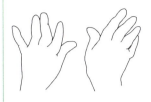

### 望远镜畸形

指骨骨端吸收导致手指明显缩短,手指关节松弛不稳,可拉长或缩短,就好像旧时候看戏用的小望远镜一样。

## 脚关节的畸形

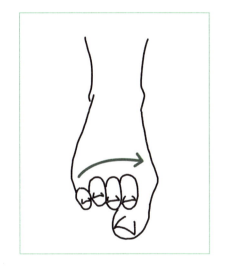

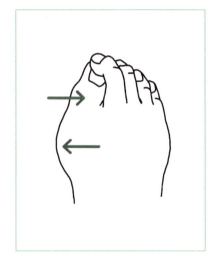

### 槌头趾畸形

除拇趾外,其余四个趾头向拇趾方向弯曲变形,并高出拇趾。

### 拇趾外翻畸形

拇趾向其余四个脚趾侧弯曲,趾头钻入第二脚趾下方,趾根则向外凸起。

## 小链接

**你的关节症状有多严重**

就关节的损伤情况而言,可根据患者的生活自理能力(如吃饭、穿衣、洗澡、上厕所等)、日常活动状况(如学习、工作、家务活动等),以及业余兴趣爱好(如运动、休闲、娱乐等)的综合情况,来判断关节病变的严重程度。

对此,美国风湿病学会颁布了关节功能分类标准。临床上,我们普遍采用这套标准,依据疾病对生活的影响,将类风湿关节炎患者关节病变的严重程度划分为以下四级。

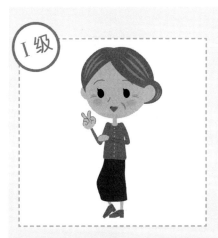

Ⅰ级

关节能自由活动,能完成平常的所有任务,几乎没有障碍。

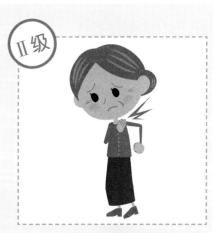

Ⅱ级

关节活动中度受限,出现一个或几个关节的疼痛不适,但能料理日常生活。

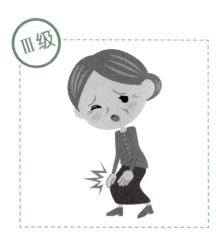

Ⅲ级

关节活动明显受限,不能胜任日常的学习、工作,甚至连料理生活也有困难。

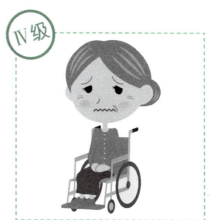

Ⅳ级

大部分或完全丧失活动能力,只能长期卧床或依赖轮椅,连基本生活也无法自理。

相关资料显示,在所有的类风湿关节炎患者中,关节病变Ⅰ级者,约占 15%；Ⅱ级者约占 40%；Ⅲ级者约占 30%；Ⅳ级者约占 15%。为此,类风湿关节炎患者必须引起足够的重视,尽量将关节病变控制在Ⅰ级、Ⅱ级。一旦出现疾病的相关征兆,应尽早接受专业治疗,以减少残疾的发生。

## 关节外症状

　　类风湿关节炎临床表现多样,常累及全身多系统、多器官。一旦得了类风湿关节炎,除了关节,患者往往全身都会受到牵连。而且,关节外症状要比关节症状可怕的多,尤其是类风湿血管炎、肺间质纤维化,常常是类风湿关节炎致死的主要原因。

　　因此,在整个病程中,我们都要留意那些关节外症状(见本书第14页"除了关节,全身都可能受牵连"部分相关内容)。早诊断,早治疗,才能将这些关节外症状的危害最大程度地扼杀在萌芽状态。

# 耐着性子做检查

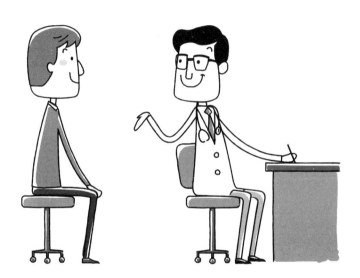

出现了疑似类风湿关节炎的症状,我们要引起足够的重视。但仅凭这些症状,还不足以对疾病下定论。若想确诊,有必要到正规医院的专业科室,如风湿免疫科,耐着性子完成下述相关的检查项目。

## 血象

血象是指血液的一般检查,也称为血常规检查。它主要包括红细胞计数(RBC)、血红蛋白测定(Hb)、白细胞计数(WBC)及白细胞分类计数和血小板计数。

就类风湿关节炎患者而言,其血象主要有以下特点。

### 1. 轻至中度贫血

在类风湿关节炎患者中,约80%可出现正细胞性贫血,这种贫血并不为类风湿关节炎所特有,而是慢性疾病的典型变化。

通常,在我国海平面地区,成年男性Hb < 120g/L,成年女性(非妊娠)Hb < 110g/L,孕妇Hb < 100g/L就被定义为贫血。类风湿关节炎患者的贫血,大多是轻至中度(Hb > 60g/L)。

### 2. 血小板计数增加

血小板存在于哺乳动物血液中,正常情况下有着较为恒定的数量(如人的血小板为10~30万每立方毫米)。类风湿关节炎患者,血小板计数会增加,增加程度与疾病的活动相关。

### 3. 白细胞计数及分类多正常

类风湿关节炎患者,白细胞计数大多正常,但有一种较严重的类风湿关节炎,即前面提过的Felty综合征,患者伴有脾脏肿大和白细胞减少。其中,白细胞减少主要为粒细胞减少,有些患者仅在数周内即可发生明显下降,多数患者不能自然恢复。

## 炎性标志物

这里的炎性标志物指血沉和 C 反应蛋白。通常，类风湿关节炎患者的这两项指标会升高，且升高的程度与疾病的活动度相关。

### 1.血沉（erythrocyte sedimentation rate，ESR）

血沉是指红细胞沉降率，它通过具体数值来表示红细胞在第一个小时沉降的数量，数值越大，即表示血沉速度越快。在正常情况下，血沉的参考值为：男性，每小时 0~15 毫米；女性，每小时 0~20 毫米。当人体出现炎症时，血沉速度就会加快。对于大多数类风湿关节炎患者，在疾病活动期，血沉加快。血沉可视作反映病情活动性和治疗效果的指标之一。

但是，也有约 5% 的类风湿关节炎患者在疾病活动期，血沉速度并不增快。同时，当身体出现其他的异常情况，如恶性肿瘤、急性心肌梗死等时，血沉速度也会增快。所以，作为一种非特异性试验，血沉不能单独用以诊断任何疾病。

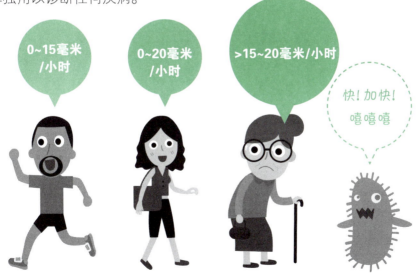

## 小链接

### 血沉速度增快的常见情况

血沉是临床上一种常见的检查项目。那么，哪些情况下，血沉会增快呢？

（1）生理性增快。12岁以下的儿童、60岁以上的高龄者、妇女月经期、妊娠3个月以上者，血沉可加快，其增快可能与生理期贫血或血浆中纤维蛋白原含量增加有关。

（2）病理性增快。

1）各种炎症性疾病。出现急性细菌性炎症，发病后2~3天即可见血沉增快。风湿热或结核病时，因血浆中纤维蛋白原及免疫球蛋白增加，血沉也会明显加快。

2）组织损伤及坏死。如急性心肌梗死时，血沉增快；而心绞痛时则无改变。

3）恶性肿瘤。恶性肿瘤增长迅速，同时血沉也增快，这可能与肿瘤细胞分泌糖蛋白（属球蛋白）、肿瘤组织坏死、继发感染或贫血等因素有关。

4）各种原因导致血浆球蛋白相对或绝对增高时，血沉均可增快，如慢性肾炎、肝硬化、多发性骨髓瘤、巨球蛋白血症、淋巴瘤、系统性红斑狼疮、亚急性感染性心内膜炎、黑热病等。

5）其他：部分贫血患者，血沉可轻度增快。动脉粥样硬化、糖尿病、肾病综合征、黏液水肿等患者，血沉亦见增快。

## 2.C反应蛋白（C-reactive protein，CRP）

C反应蛋白是一种由肝脏合成的蛋白，它能与肺炎双球菌里的C多糖发生沉淀反应，故被叫作C反应蛋白。

这种蛋白广泛存在于血清和其他体液中，有激活补体、促进吞噬和调节免疫的作用。正常人为阴性。但在类风湿关节炎患者中，其阳性率为80%~90%。

C反应蛋白升高和疾病活动度相关，还与骨破坏有一定的相关性，它是反映炎症的良好指标。在炎症急性期，C反应蛋白迅速升高，2~3天内达到高峰，随着病情的改善，又会迅速下降至正常。相较而言，它比血沉增快出现得早，消失也快，且一般不受其他急性指标(如血压、呼吸、心率)，以及贫血、妊娠等因素的影响，故可作为观察急性炎症、组织损伤程度及治疗效果的首选指标之一。

不过，和血沉一样，C反应蛋白也是一项非特异指标。即使这两个指标都升高，也只能说明有炎症，并不能说明一定就是类风湿关节炎。

## 小链接

### C反应蛋白的临床意义

C反应蛋白是一种常见实验室检查项目,它在炎症的急性期反应极灵敏,除了能较好地判断类风湿关节炎的病情活动性,还有以下临床意义:

(1) C反应蛋白升高。见于化脓性感染,心肌梗死、严重创伤、大手术、灼烧等引发的组织坏死,恶性肿瘤、结缔组织病、器官移植急性排斥等。

(2) 鉴别细菌性感染和非细菌性感染。细菌性感染,C反应蛋白会升高;非细菌性感染,则C反应蛋白不升高。

(3) 鉴别风湿热活动期和稳定期。活动期C反应蛋白升高,稳定期不升高。

(4) 鉴别器质性和功能性疾病。对于器质性疾病,即由多种原因引起的机体某一器官或某一组织系统发生的疾病,C反应蛋白升高;相对而言,若是由支配器官的神经系统失调而引发的疾病,虽可表现出与器质性疾病相似的临床症状,但组织结构并没有发生实质性损害,故C反应蛋白不升高。

## 自身抗体

当细菌、病毒等外来物质侵入人体后,人体免疫细胞间会发生相互作用。这时,淋巴细胞中的 B 细胞分化增殖形成浆细胞,浆细胞则分泌抗体。

抗体的主要功能是与抗原(包括外来的和自身的)相结合,从而清除侵入机体内的病原体。

所以当免疫正常的时候,抗体是强大武器,保护着人体的健康。

但是,当免疫系统出问题后,会发生误判,把自身的组织和成分误认为是外来敌对势力,从而产生一些对抗自身组织和成分的抗体,它们就叫作"自身抗体"。

自身抗体会攻击自身组织器官,进而引发组织炎症;甚至还会与自身抗原(体内"敌对分子")结合形成免疫复合物。免疫复合物持续增多时,就会附着于血管、器官和皮肤等处,使炎症加重。

对于风湿病的早期诊断和鉴别诊断,自身抗体的检测具有至为重要的作用。在诊断类风湿关节炎时,常用的检测项目有类风湿因子和抗角蛋白抗体谱。

### 1.类风湿因子(rheumatoid factor,RF)

类风湿因子主要存在于类风湿关节炎患者的血清和关节液,可分为 IgM、IgG、IgA、IgD、IgE 型。

针对类风湿关节炎,主要检测 IgM。约 70% 的患者血清中可检测到 IgM,其滴度一般与 RA 的活动性和严重性相关。

不过,值得注意的是,"类风湿因子"听上去和类风湿关节炎密切相关,但它并不是类风湿关节炎的特异性抗体。一方面,其他自身免疫性疾病(如干燥综合征、系统性红斑狼疮、多发性肌炎、硬皮病、自身免疫性溶血)和某些感染性疾病(如传染性单核细胞增多症、结核病、感染性心内膜炎、慢性活动性肝炎等），以及寄生虫感染（疟疾、血吸虫病等）也可呈现阳性反应；另一方面，在真正的类风湿关节炎患者中，有30%的患者是RF阴性，能查出RF阳性的往往是典型病例，而初患病例和病情较轻者，通常阳性率较低。此外，对正常人群行RF检查，也有5%左右会呈阳性，尤其老年人。

因此，类风湿因子虽是诊断类风湿关节炎的重要辅助方法，但特异性较差。RF阳性，不一定就是类风湿关节炎，必须结合临床表现及其他更特异的检查，才能下诊断。

下面，我们就来看看自身抗体检查中的另外一项——抗角蛋白抗体谱。

**2.抗角蛋白抗体谱**

抗角蛋白抗体谱是一组抗体，包括抗核周因子（APF）抗体、抗角蛋白抗体（AKA）、抗聚角蛋白微丝蛋白抗体（AFA）和抗环瓜氨酸肽（CCP）抗体。

在这组抗体谱中，最值得一提的是抗CCP抗体。1999年，医学界首次报道了类风湿关节炎患者血清中存在抗CCP抗体。分析表明，抗CCP抗体对诊断类风湿关节炎的敏感性与特异性很好，特异性达到了96%，敏感性可达76%。与前面所述的类风湿因子相比较，它的特异性显著要高。

如今，抗CCP抗体已在临床中普遍使用，是类风湿关节炎的诊断标准之一。它不仅有助于类风湿关节炎的早期诊断，对于类风湿因子阴性、临床症状不典型的患者尤其重要；在判定疾病的预后，以及指导治疗上也有重要作用。

## 相关辅助检查

诊断类风湿关节炎的辅助检查有很多,这里列举比较常见的几种,它们分别是关节滑液、类风湿结节的活检、滑膜活检。

### 1.关节滑液

滑液是人体器官组织的分泌物,主要成分是水和大量营养物质。它像润滑液一样,呈透明黏质状,具有润滑、滋润器官和排除毒素的作用。

正常情况下,人体关节腔内的滑液不超过3.5毫升,且为透明而黏稠的液体。一旦滑膜发炎,关节液就会增多,这是由于滑膜的毛细血管渗出,此时滑液会变得不再透明,且失去黏性。

类风湿关节炎患者在炎症期,关节滑液会明显增多,其中白细胞数升高可达$(2\sim75)\times10^9$个/升,且中性粒细胞占优势,黏度差,含葡萄糖量低。

### 2.类风湿结节的活体组织检查

活体组织检查即"活检",它是应诊断或治疗的需要,从患者体内以切取、钳取或穿刺等方式,取出病变组织,进行病理学检查的技术。

作为类风湿关节炎较为常见的关节外病变,类风湿结节共有三层。其中心是坏死层,为纤维素样的坏死组织;中间层是上皮样细胞,以及巨噬细胞;外层是肉芽组织,由丰富的血管、淋巴细胞以及免疫复合物等组成。

如果活检的病理切片见到这种典型的增殖性病变,将对类风湿关节炎的诊断有很大帮助。

**3. 滑膜活检**

关节滑膜是类风湿关节炎的基本受累组织。对关节滑膜进行病理评估,有助于病情判断、治疗方案的选择及疗效监测。对于原因未明的关节肿胀和/或积液,抽取积液以及滑膜进行检查,有助于关节肿痛的鉴别。常用的获取滑膜组织的方法包括分离滑液、开放性关节手术、关节镜手术,以及细针滑膜活检。其中,关节镜手术和细针滑膜活检更具临床意义。

关节镜手术实现了可视下滑膜活检,是目前获取滑膜标本的"金标准",已被欧洲风湿病学会和美国风湿病学会列为常规培训课程。近些年,关节镜手术在我国的临床应用已日趋广泛。

细针穿刺活检是另一获取滑膜及滑液进行检查的手段,由于其技术简单,仅需局麻下操作,可以在门诊或普通病房治疗室开展,相比起关节镜,创伤小得多,而且费用低廉,目前越来越受到临床医生的重视。

此外,在细针穿刺活检过程中,通过抽净关节积液,必要时向关节腔内注入药物,还可起到治疗作用。

## 影像学检查

针对类风湿关节炎,常见的影像学检查包括X射线、计算机断层扫描(CT)、磁共振成像(MRI)、超声波检查。

### 1.X射线检查

X射线诊断用于临床已超过百年,它具有成像清晰、经济、简便等优点,是影像学诊断中使用最多和最基本的方法。尽管超声、CT和MRI等对疾病诊断有很大优越性,但并不能完全取代X射线检查,单就骨骼系统的相关检查而言,仍首选X射线检查。

对于类风湿关节炎,X射线检查是基本常规诊断措施。通常,患者手指及腕关节最易受累,所以初诊时,至少应对这两个部位摄X射线片。其他关节如双足、双膝等,如有受累,也应摄X射线片。

除诊断外,X射线检查还能用于明确关节病变的分期,监测病变的演变。

Ⅰ期(早期):①X射线检查无破坏性改变;②关节端可见骨质疏松。

Ⅱ期(中期):骨质疏松,可有轻度的软骨破坏,表现为关节间隙变窄,有或无轻度的软骨下骨质破坏。

Ⅲ期(严重期):骨质疏松,软骨或骨质破坏,关节面出现虫凿样破坏性改变。

Ⅳ期(末期):可出现关节畸形,如半脱位、尺侧偏斜,关节破坏后的纤维性和骨性强直。

虽然,X射线检查是类风湿关节炎诊断和疗效观察的重要指标,但对于早期的类风湿关节炎,X射线诊断敏感性比较差,常有组织重叠影,不利于发现早期病变。为了进一步明确诊断,往往还需要补充其他检查。

### 2.计算机断层扫描（CT）

　　CT 于 1972 年问世。不同于 X 射线拍片，CT 改变了成像方法，开创了数字化成像的先河。它所显示的是断层解剖图像，其密度分辨力明显优于 X 射线图像，使 X 射线成像不能显示的解剖结构和病变得以显影，从而显著扩大了人体的检查范围，提高了病变检出率和诊断的准确率。

　　对于类风湿关节炎，CT 可排除影像重叠，提供较高分辨质量的骨、关节图像。并且，CT 对结构复杂的关节，如肩、髋、脊柱等的显影优于 X 光片，可多方面地显示关节间隙狭窄、骨质增生、骨质破坏和关节脱位等。

　　不过，CT 对软组织、积液的分辨不如磁共振成像和超声波检查。

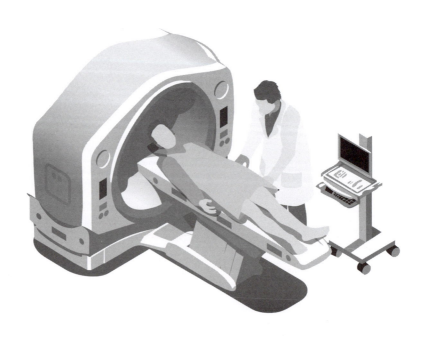

### 3.磁共振成像(MRI)

MRI 发明于 1973 年,只比 CT 晚一年。它是利用人体中的氢原子核在磁场中受到射频脉冲的激励而发生核磁共振成像,产生磁共振信号,经过信号采集和计算机处理而获得重建断层图像的成像技术。这一技术明显促进了医学影像学的发展。

对于类风湿关节炎,关节 MRI 检查需同时做平扫和增强,MRI 在显示关节软组织病变方面优于 X 射线和 CT 检查,可清晰显示软骨、关节囊、关节滑液及关节韧带等结构,对早期发现关节骨质破坏很有帮助。

一般来说,类风湿关节炎发病 4 个月内即可通过 MRI 发现关节破坏的迹象,其基本征象主要有滑膜充血、渗出、增生及血管翳形成,关节间隙变窄,关节面边缘骨侵蚀等。

应指出,MRI 对病变显示的敏感性虽高,但由于设备昂贵,所以检查费用也相应要高。

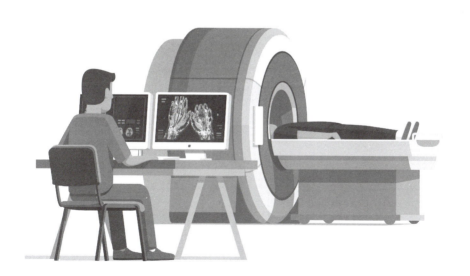

### 4. 超声成像

超声成像是利用超声波的物理特性和人体器官组织声学特性互相作用后所产生的信息，经处理形成图像的成像技术，借此进行疾病诊断。

近年来，随着高分辨率超声的不断研发，超声诊断的应用日益普及，在医学影像学中已占重要地位。

超声成像检查已成为类风湿关节炎的一种常规检查手段，它对软组织的结构，如滑膜、肌腱、关节囊等的分辨率较高，且操作简便，无创伤，无电离辐射影响，是类风湿关节炎新的诊断标准推荐项目之一。

不过，由于显示范围较小，图像的整体性不如 CT、MRI。另外，关节超声检查的准确性与操作者的水平经验关系很大。

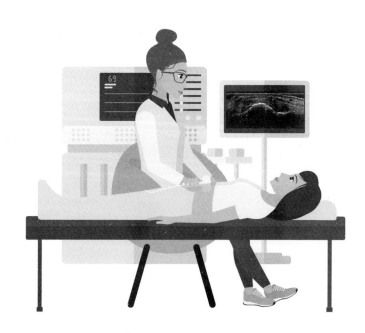

# 两套诊断标准，可自行对照

前面，我们详述了类风湿关节炎的种种症状表现，又细数了在医院中可能面临的各项检查。接下来，我们将介绍两套诊断标准，请根据身体的状况，以及检查得出的数据，自行与下面的诊断标准做一个对照，来看看自己是否真的是类风湿关节炎患者。

## 标准 1  1987年美国风湿病学会类风湿关节炎分类标准

**1. 晨僵**　早晨醒来后，尝试做握拳或伸展五指的动作，关节及周围感到僵硬，不能自如地完成动作。僵硬的时间至少持续1小时；且这样的状况每天出现，至少持续6周。

**2. 关节肿痛**　这里关节肿痛的数目至少为3个，也就是说，要有3处以上的关节发生肿痛；且持续的时间至少为6周。

**3. 手关节炎**　在腕、掌指或近端指间关节中，至少有1个关节出现肿胀的现象；且持续时间至少为6周。

**4. 对称性关节炎**　左右对称的关节同时受累，不过当受累关节出现在双侧近端指间关节、掌指关节，以及跖趾关节时，这种对称不是绝对的；持续时间至少为6周。

**5. 类风湿结节** 在骨突部位、伸肌表面、关节周围,能观察到皮下结节。当然,自己的观察很可能不准确,最好交由医生判断。

**6. 类风湿因子(RF)阳性** 鉴于在类风湿关节炎患者中,血清类风湿因子阳性率约占70%,而正常人中有5%也可出现阳性,所以对于RF的阳性结果,还要进一步检查RF的滴度,一般滴度越高,越有诊断意义。

**7. 影像学改变** 对手指和腕关节行X射线检查,能显示典型的影像学改变,至少有关节间隙狭窄和关节端骨质疏松。

以上7条内容,满足其中4条或4条以上,同时排除其他关节炎,可诊断为类风湿关节炎。注意,前4条的持续时间必须至少为6周。

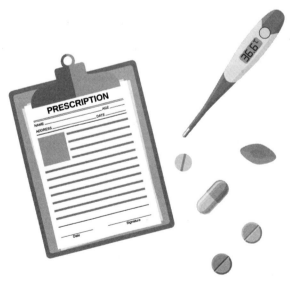

## 标准 2  2010年美国风湿病学会和欧洲抗风湿病联盟新的分类标准和评分系统

| 分类标准和评分系统 | | |
|---|---|---|
| | 受累关节数 | 得分（0~5分） |
| 关节受累情况① | 1个大关节 | 0 |
| | 2~10个中大关节 | 1 |
| | 1~3个小关节 | 2 |
| | 4~10个小关节 | 3 |
| | 超过10个关节（至少1个小关节） | 5 |
| | 阴性或阳性 | 得分（0~3分） |
| 血清学指标② | 类风湿因子（RF）和抗CCP抗体均阴性 | 0 |
| | 类风湿因子（RF）或抗CCP抗体至少1项低滴度阳性 | 2 |
| | 类风湿因子（RF）或抗CCP抗体至少1项高滴度（＞正常上限3倍）阳性 | 3 |
| 滑膜炎持续时间 | 以6周为判 | 得分（0~1分） |
| | ＜6周 | 0 |
| | ≥6周 | 1 |
| 急性期反应物 | 正常或增高 | 得分（0~1分） |
| | C反应蛋白（CRP）或红细胞沉降率（ESR）均正常 | 0 |
| | C反应蛋白（CRP）或红细胞沉降率（ESR）增高 | 1 |

注：①大关节是指肩关节、肘关节、髋关节、膝关节和踝关节；小关节是指掌指关节、近端指间关节、2~5 跖趾关节、拇指指间关节和腕关节。②阴性是指低于或等于当地实验室正常值的上限；低滴度阳性是指高于国际单位值正常值上限，但是低于正常值上限 3 倍；高滴度阳性是指高于国际单位值正常值上限 3 倍。当 RF 值只能得到阳性或阴性时，阳性结果应该被评为低滴度阳性。

以上分类标准和评分系统适用的目标人群包括：①有至少 1 个关节具有明确的临床滑膜炎（肿胀）；②具有滑膜炎，用其他疾病无法解释。它是针对关节受累情况、血清学指标、滑膜炎持续时间、急性期反应物这 4 个部分进行评分的。通常，总计得分大于 6 分，就可以诊断为类风湿关节炎。

一般来说，典型病例按 1987 年美国风湿病学会的分类标准诊断并不困难，但对于一些早期及不典型的患者，很容易出现误诊或漏诊。对这些患者，可考虑行 MRI 及超声检查，并对照 2010 年新的类风湿关节炎分类标准，以利于早期诊断。对可疑的患者，更要定期复查和随访。

# 经典答疑

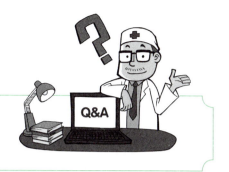

◆ 关节炎,"风湿"还是"类风湿"?

**问**:常有关节炎患者问,我得的是"风湿"还是"类风湿",请问这两者不是一回事吗,区别何在?

**答**:关节炎并不能如此简单地分为"风湿"或"类风湿"。

对于"风湿性关节炎"这个概念,常人一般有两种理解。一种是把风湿热的关节症状称为"风湿性关节炎"。风湿热是一种链球菌感染后出现的免疫性疾病,主要侵犯心脏和关节。风湿热的关节疼痛症状一般较短暂、急性,且不会引起关节破坏,不会致残。随着我国对感染性疾病控制力度的加强,这种风湿性关节炎已越来越少见。另一种则是泛指风湿性疾病所引起的关节炎。风湿性疾病是一个总称,它涵盖了类风湿关节炎、强直性脊柱炎、系统性红斑狼疮等100多种疾病,每种疾病在治疗上都相差甚远。

"类风湿关节炎"则是一种以慢性、破坏性关节病变为特征的自身免疫性疾病,其病变以双手、腕、膝、踝和足关节的对称性多关节炎为主,是风湿性疾病中的典型代表。

其实,大家通常说的"风湿性关节炎"是个笼统的概念,包含了很多种关节疾病。而类风湿关节炎则是一个确切的病名,本书所讨论的全部内容,都是围绕它而展开。

### ◆ 类风湿因子阳性,就是类风湿关节炎吗?

**问**:听说做类风湿因子检查,得出阳性结果,就可以判断为类风湿关节炎,是这样吗?

**答**:"类风湿因子阳性,便是类风湿关节炎",这是许多百姓,甚至一些非风湿科医生的错误观念。要知道,类风湿因子阳性不是诊断类风湿关节炎的绝对指标,只能作为参考条件。因为类风湿因子阳性并不为类风湿关节炎患者所特有,其他风湿病如系统性红斑狼疮、干燥综合征患者也可能得出阳性结果。而某些病毒、细菌感染者,尤其是未控制的感染性心内膜炎患者,也会检查出阳性。此外,即便正常人,也存在阳性的可能。

所以,在风湿免疫科就诊,医生开那么多的检查项目是有道理的,仅凭单项检查结果,往往不能准确诊断。

### ◆ 验血阴性,为何还诊断为类风湿关节炎?

**问**:我母亲近半年来反复关节疼痛肿胀,到医院验了几次血,结果都是类风湿因子阴性。可是,医生还是诊断她为类风湿关节炎。为什么呢?

**答**:简单地理解,类风湿因子就是人体内的一种蛋白质,这种蛋白质与类风湿关节炎的严重程度呈正相关。

血液中类风湿因子的浓度是诊断类风湿关节炎的一项指标。但是,约有30%的类风湿关节炎患者,其血液中是检测不到这种因子的。所以,医生常常还要结合其他的临床表现对患者进行诊断。即是说,在验血是阴性的前提下,只要患者的其他表现满足诊断条件,也可以诊断为类风湿关节炎。

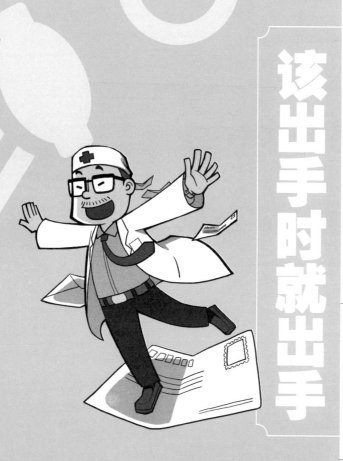

# 该出手时就出手

## 治疗篇

# PART 1 ▶ 带着目的去治疗

## 不能根治，但**一定要治**

"不死的癌症"是大多数人对类风湿关节炎的印象。在他们眼中，这个病就是一种疑难杂症。

的确，20世纪80年代以前，医生对于类风湿关节炎的治疗，往往毫无取胜的把握，很多时候只能眼睁睁地看着患者承受无休止的关节疼痛，最终走向残疾的结局，甚至因为心、肺、肾等相关脏器的病变而死亡。然而，近30年来，类风湿关节炎的治疗取得了突飞猛进的发展，这个病早已不再恐怖。"控制症状、防止残废"，对于大部分类风湿关节炎患者而言，已不再是梦想。鉴于此，在开启治疗之路时，有两点要特别强调。

第一，我们所说的治疗目标，是达到临床上的缓解或低疾病活动度，而非根治。任凭当今医学飞速发展，类风湿关节炎仍未被彻底攻克，所以，对于该病，任何声称能"根治"者，都是骗人的！诚然，我们对根治抱有积极的憧憬，但眼下，我们的治疗目标只能是缓解疾病的相关症状，控制关节的进一步破坏，最大限度地保护关节功能，全面提高患者的生活质量。

第二，要达到上述目标，就要坚持正确的治疗方式。一方面，务必选择正规医院，找到专业的科室如风湿免疫科，积极配合医生，制订个性化治疗方案。另一方面，需明白多数类风湿关节炎患者要靠终生服药来控制病情，即便病情看上去"缓解"了，也要定期复查，行相关检测，切不可犯懒嫌麻烦，指望"一劳永逸"。

# 治疗关键字：早

"早诊断、早治疗"对于任何疾病都适用，对类风湿关节炎患者而言，尤其如此。

类风湿关节炎是一种会变成持续性或破坏(侵蚀)性的疾病，若能在疾病早期开始治疗，就可在一定程度上减少或避免关节破坏，以及将来发生残废的可能。

通常，在发病的头 3~6 个月内，是治疗的"机会窗"，即对事件发展干预的最佳时期。此时若采取正确的方案积极治疗，则效果最好，有可能实现停药，患者无明显症状，病情也无进展，并有治愈的希望。一项研究发现，同一患者队列在症状发作后的 12 周内即接受抗风湿治疗的，约 35% 停药缓解，而在 1 年后才开始治疗的患者，停药缓解的概率还不到 12%。

一旦错过治疗的机会窗，滑膜炎会继续发展，累积到一定程度，软骨和骨质就会逐渐被侵蚀。若不采取积极、正确的干预措施，2 年内关节破坏达 50%；3 年内达 70%；5 年者将达 75%，这时的治疗就比较棘手了。相反，若及时采取积极、正确的治疗，可使 50%~80% 的患者病情得到缓解。

所以，一个"早"字是类风湿关节炎治疗的关键。一般来说，只要发现自己有关节疼痛，尤其是手足关节部位的肿痛，就应及时上医院诊治，不可延误。

# 类风湿关节炎的**治疗措施**

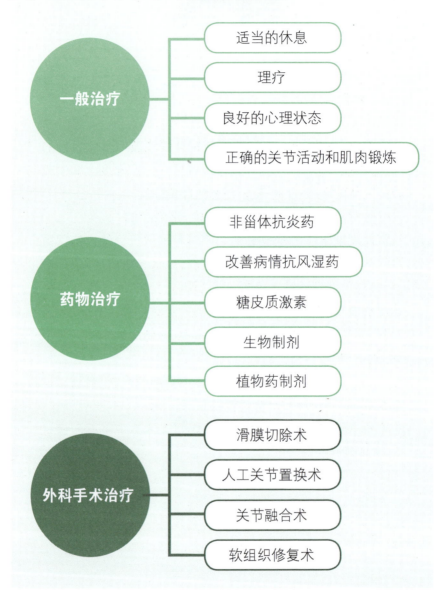

# PART 2 ▶
# 一般治疗，无处不在

## 生活中的**一般治疗**

一般治疗是指类风湿关节炎的基础治疗，它包含在患者衣、食、住、行的方方面面，具体内容我们将在本书后面的生活行为篇介绍。

适当的休息、理疗、正确的关节活动和肌肉锻炼、良好的心理状态等，对缓解类风湿关节炎的症状以及改善关节功能等，均有重要作用。所以，应加强对患者的教育，强调整体和规范治疗的理念。

值得注意的是，不少类风湿关节炎患者以为对关节最好的保护方式是休息。殊不知，休息只适合在急性期展开，因此时关节肿痛明显，多需卧床。待病情进入恢复期后，患者就应逐渐增加活动量，有针对性地开展关节功能锻炼，以免过久的卧床而导致关节出现废用性退化。

# PART 3 ▶ 药物治疗，重中之重

## 联合用药，全线出击

类风湿关节炎的治疗药物常被分为五大类，其中，前四类为西药，包括非甾体抗炎药（NSAIDs）、改变病情抗风湿药（DMARDs）、糖皮质激素（简称激素）、生物制剂；第五类为植物药制剂。

我们按顺序一类类讲起。

**第一类，非甾体抗炎药**。也称为消炎止痛药，可对症治疗，缓解患者的关节肿痛症状，但不能控制病变发展（即关节破坏，发展至关节畸形），因而又称为治标药物。

**第二类，改善病情抗风湿药**。能控制病情发展，明显减少关节畸形的发生，因而被称为治"本"药物。但发挥作用慢，需要1~6个月才起效，又被称为慢作用抗风湿药。

**第三类，糖皮质激素**。能迅速改善关节肿痛和全身症状，原本被归为治标药物，但近年来发现，早期小剂量长期应用激素，也能延缓关节破坏，故定位已有所改变。

过去,对于类风湿关节炎,多年来沿用"金字塔模式"治疗方案。医学界将这三类药物划分为三个等级,治疗时先用一线药——非甾体抗炎药,若一线药不起作用,再让二线药——改善病情抗风湿药出马制敌,最后才会搬出三线药——激素"救驾"。

但这样的方案并不恰当,因为非甾体抗炎药只是治标药物。只用非甾体抗炎药,症状虽然可以得到控制,但病情仍在不断发展。到了20世纪90年代,医学界开始提倡"早期的规范化治疗",其最主要的改变就是,一旦确诊为类风湿关节炎,就应该根据病情的严重程度,联合使用改善病情抗风湿药(即以前的二线药),以早期控制病情的发展。这也就意味着,二线药开始进入一线作战,成为治疗中的主角。

不仅是二线药的地位在改变,正如前文所述,激素的身份在近几年也开始有所改变。如今,一般活动期的患者,其治疗方案往往包括:两种改善病情抗风湿药、一种非甾体抗炎药和/或早期应用小剂量的激素。待关节的肿痛等症状得到控制之后,再慢慢减停药。一般先减停非甾体抗炎药,接下来是激素药,最后是减少改善病情抗风湿药的种类,并小剂量长期服药。用这种治疗方案,约80%的患者能够取得良好的疗效——关节不再肿痛;长远而言,患者的关节不再被破坏,患者可以不出现关节畸形、残废的结局。

**第四类药物——生物制剂。** 生物制剂从1998年上市至今,可谓异军突起,与传统药物联合使用,能快速控制症状,延缓病情。特别要强调的是,生物制剂越是早期应用,越能有效地改善疾病的预后。建议经济条件允许的患者,一经确诊,就宜早期应用生物制剂,以改善症状,阻止病情进展。当然,生物制剂高昂的价格,也一定程度上限制了它的普及与推广。

第五类药物——植物药制剂。顾名思义,这是提取自传统中草药,市场上的中药、中成药均在此列。但要注意的是,植物药也需要由医生开具处方,和其他药物配合使用,且存在一定的不良反应,切忌自行滥用。

类风湿关节炎的治疗是一个漫长而复杂的过程,从踏上求医之路起,就意味着对患者的种种考验,只有坚持正规的治疗才能控制住病情。很多时候,患者更应主动参与到疾病诊疗过程中来。比如初诊时,客观地描述病情,如实告知自己的经济负担能力;用药过程中,有不良服药体验或未预期的药物反应,主动向医生报告,寻求帮助;复诊时,对于"换药""停药"的想法与困惑,勇敢表达,及时与医生沟通……这样,既有助于患者全面理解疾病,理智地权衡治疗方案,又有助于医生正确诊断,精准用药,实现个体化治疗。

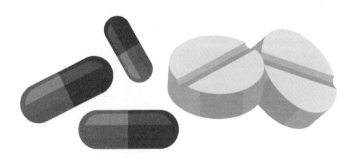

# 非甾体抗炎药——治标不治本

非甾体抗炎药（NSAIDs）是治标药物，具有抗炎、止痛、退热及减轻关节肿胀的作用，是临床最常用的类风湿关节炎治疗药物。

既然治标不治本，不能控制病变发展，为什么还被广泛使用呢？这得从患者的炎性症状说起。

## 炎症，这样引发疼痛

一般认为，在骨骼内部没有感知疼痛的神经，但在关节中却有着为数众多的可以感知疼痛的神经末梢，即痛觉感受器。

当滑膜出现炎症时，发炎的细胞会分泌一种酶（磷脂酶A2），这种酶会催化磷脂水解生成花生四烯酸。花生四烯酸通过环氧酶（COX）的催化作用，就会生成一种炎症介质——前列腺素。

正是这种不断被生成的前列腺素，它一方面刺激关节中可以感知疼痛的受体，向大脑传递疼痛；另一方面，还会进一步诱发炎症，促使关节滑膜血管扩张，毛细血管通透性增加，继而导致关节肿胀、发热、疼痛等症状。

这时候，非甾体抗炎药就该隆重登场了。

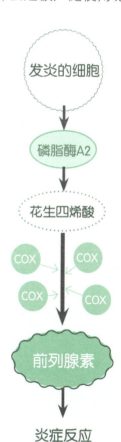

## 非甾体抗炎药,向 COX 进攻

非甾体抗炎药来势汹汹,但它并非将炮火对准前列腺素,而是非常巧妙地将攻击目标指向产生前列腺素的上游链——环氧酶(COX)。通过抑制 COX 来减少前列腺素的合成,从而发挥其解热、镇痛、消炎的作用。

COX 有两种类型: COX-1 和 COX-2。我们不妨把 COX-1 叫作"好"环氧酶,它主要合成正常生理需要的前列腺素,用以维护自身平衡,如保护胃、十二指肠黏膜,维护肾及血小板功能等。与此相反,COX-2 就有点"坏"了,它产生的前列腺素主要见于炎症部位,导致该组织的炎症性反应,产生肿、痛、热。

相应的,非甾体抗炎药有两类: 非选择性 COX 抑制剂和选择性 COX-2 抑制剂。非选择性 COX 抑制剂兼有抑制 COX-1 和 COX-2 的作用。当它抑制坏的 COX-2 时,能有效达到抗炎镇痛的目的。不过,它却同时抑制了好的 COX-1,继而有可能导致胃肠道不良反应,以及肾功能损害。

20 世纪末,选择性 COX-2 抑制剂问世了,它专门针对坏的 COX-2,疗效与非选择性 COX 抑制剂相似,但减少了胃肠道不良反应。然而,由于高度选择性 COX-2 抑制剂不能抑制 COX-1,COX-1 所产生的血栓素就有可能导致血栓形成的不良反应,从而增加心血管意外事件的发生。

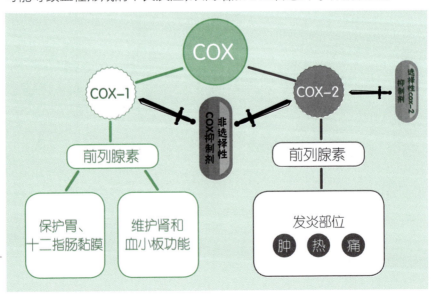

## 防不良反应，科学用药

近年来，非甾体抗炎药的新品种不断增多，它们的总体临床疗效没有明显的区别，但不同个体的反应可能有差别。尽管某些药物的不良反应较少，但对比其他药物，也只是概率和程度有所不同；尽管有些药物降低了这一方面的不良反应，却又有可能引起另一方面的不良反应。

目前，完全没有不良反应的非甾体抗炎药并不存在，其常见的不良反应包括胃肠道症状、肝和肾功能损害，以及可能增加的心血管不良事件。

故而，在使用非甾体抗炎药缓解关节肿痛，改善全身症状时，我们应强调个体化原则，针对患者的各自情况科学用药：

(1) 尽可能了解非甾体抗炎药的不同种类、剂量和剂型，至少在医生开药时，心中有个大概，知道这个药是拿来干嘛的。

(2) 以"最低有效量、短疗程"为上策，一般先选用一种非甾体抗炎药，应用数日至 1 周无明显疗效时应加到足量，如仍然无效则再换用另一种制剂，要避免同时服用 2 种或 2 种以上非甾体抗炎药。

(3) 肠胃功能不好的人群，尤其是有消化性溃疡甚至出血病史者，宜用选择性 COX-2 抑制剂，或在用非选择性 COX 抑制剂时，加用保护胃黏膜的质子泵抑制剂。

(4) 对于老年人，可选用半衰期短或较小剂量的非甾体抗炎药。

(5) 对于心血管高危人群，应谨慎选用非甾体抗炎药，如确实需要使用，应注意慎用选择性 COX-2 抑制剂。

(6) 肾功能不全者，应慎用非甾体抗炎药。

鉴于非甾体抗炎药可能产生的不良反应，在服药期间，要注意血常规和肝肾功能的定期监测。同时，非甾体抗炎药的外用制剂，如双氯芬酸二乙胺乳胶剂、酮洛芬凝胶、吡罗昔康贴剂等，以及植物药膏等，对缓解关节肿痛有一定作用，不良反应相对少，提倡使用。

### 表1 治疗类风湿关节炎的主要非甾体抗炎药

| 分类 | 半衰期/小时 | 每日总剂量/毫克 | 每次剂量/毫克 | 次/日 |
|---|---|---|---|---|
| **丙酸类** | | | | |
| 布洛芬 | 1.8 | 2400 | 400~800 | 3 |
| 洛索洛芬 | 1.2 | 180 | 60 | 3 |
| 精氨洛芬 | 1.5~2.0 | 1.2 | 0.2 | 3 |
| 酮洛芬 | 3.0 | 200 | 50 | 3 |
| 萘普生 | 13 | 1500 | 250~500 | 2 |
| **苯乙酸类** | | | | |
| 双氯芬酸 | 2.0 | 150 | 25~50 | 3 |
| 吲哚乙酸类 | 4.5 | 150 | 25~50 | 3 |
| 舒林酸 | 18.0 | 400 | 200 | 2 |
| 阿西美辛 | 3.0 | 180 | 30~60 | 3 |
| **吡喃羧酸类** | | | | |
| 依托度酸 | 7.3 | 1200 | 200~400 | 3 |
| **非酸性类** | | | | |
| 萘丁美酮 | 24.0 | 2000 | 1000 | 1 |
| **昔康类** | | | | |
| 吡罗昔康 | 50.0 | 20 | 20 | 1 |
| 氯诺昔康 | 4.0 | 16 | 8 | 2 |
| 美洛昔康 | 20.0 | 15 | 7.5~15 | 1 |
| **磺酰苯胺类** | | | | |
| 尼美舒利 | 2.0~5.0 | 400 | 100~200 | 2 |
| **昔布类** | | | | |
| 塞来昔布 | 11.0 | 400 | 100~200 | 2 |
| 依托考昔 | 22.0 | 120 | 120 | 1 |

## 小链接

### 非甾体抗炎药OTC购药小常识

前面表1中的非甾体抗炎药可能看得人一脸茫然。别担心！那是因为它标注的都是药物的通用名称。事实上，大多数类风湿关节炎患者在买药和用药时，所熟悉的往往是这些药物的商品名称。学习和掌握一些非甾体抗炎药的OTC购药小常识，有助于患者科学用药。

**购药前，认准OTC**

OTC（over the counter），非处方药物，是指在保证用药安全的前提下，经国家卫生行政部门规定或审定后，不需要医师或其他医疗专业人员开具处方即可购买的药品。

对于类风湿关节炎的治疗，患者必须经由专业医生的诊断，凭处方正规用药。不过，在我国，非甾体抗炎药是仅次于抗生素的第二大类OTC，在普通药店就可以买到。

因此，患者在购买这一类药物时，应注意：①认准OTC标志：只有外包装上明确标有OTC标志的药品，才属于非处方药，才允许自主购买。②对症用药：阅读说明书，掌握药物信息，谨遵医嘱用药。③适量购买：根据用药剂量购买药物，注意保质期，及时清理药箱。

**购药时，读懂药名**

每一个药品包装上都有药物的通用名称、商品名称。其中，通用名称是药品的核心，是药品的"大名"，如前面表1中所标注的名字；商品名称则是不同的药品生产厂家生产出同一种药品，为了彼此间的区别，给药品所起的独特名称，可谓之药品的"小名"。

通常，在药盒上，一下子映入眼帘的大字就是通用名称，它占据了标签三分之一的位置，比较突出；而商品名称的字体要比通用名称的小，且与通用名称不在同行书写，其颜色和字体也没那么显著。

在治疗类风湿关节炎的非甾体抗炎药中，就最常用药物的商品名称而言，属于非选择性COX抑制剂的有莫比可、乐松、扶他林、芬必得等；属于选择性COX-2抑制剂的有西乐葆、安康信等。

再次强调，这些药物中，尽管有些属于OTC，但仍应在医嘱下购买和服用。

# 改善病情抗风湿药——治"本",见效慢

经非甾体抗炎药治疗后,类风湿关节炎的症状往往能得到缓解。不过,这并不等于疾病已经治好。

因为目前的研究证明,关节肿痛和关节破坏由不同的信号通路在控制,即是说,无论患者的关节有无肿痛,其关节内部的病变过程(如滑膜炎症、滑膜增生、软骨破坏及骨侵蚀等)都有可能在悄无声息地进行着。

所以,需要把握好治疗时机,在控制症状的同时,早期合理地使用**改善病情抗风湿药(DMARD)**,以改善病情,延缓病变的进展。

## 甲氨蝶呤,战斗中的主角

在当今类风湿关节炎尚不能根治的情况下,所谓"治本",主要是减少或延缓骨关节的破坏,阻止病情进一步发展。

就改善病情抗风湿药而言,单从"抗风湿药"四个字我们就不难发现,这类药已成为对抗类风湿关节炎的绝对主力。临床上,我们最常使用的改善病情抗风湿药,非甲氨蝶呤(Methotrexate,MTX)莫属。

20世纪90年代中期以后,全美的风湿科医生均主张,将甲氨蝶呤作为治疗类风湿关节炎的首选药物。如今,在治疗过程中,绝大多数患者都是采用以甲氨蝶呤为基础的改善病情抗风湿药组合。

俗话说,便宜无好货,好货不便宜。但对甲氨蝶呤而言,此话就不

对了。甲氨蝶呤是一种又便宜又好的合成类抗风湿药,每瓶(16粒)价格只在50元左右,每周使用4~6粒,就能很好地改善类风湿关节炎的病情。

除了甲氨蝶呤,来氟米特、柳氮磺吡啶等也是常用且见效的改善病情抗风湿药。多年的临床经验告诉我们,大多数患者长期规律使用这类药物,可获得病情的控制或缓解。

所以,一旦确诊患有类风湿关节炎,应尽快接受改善病情抗风湿药的治疗,越早使用,效果越好。

## 见效慢,需耐心

美中不足的是,改善病情抗风湿药强在能治本,却弱在见效慢。大多数患者服用3~4周才起效,慢一点的要一个半月之后,更慢的甚至达半年之久。所以,"慢作用药"也成为它的代称。

由于生活中,类风湿关节炎患者所能感知的主要是疾病的症状,因此,患者更多地关注关节痛与不痛、肿与不肿。

有些患者用药一段时间后,渐渐摸清了规律,对于治疗类风湿关节炎的两类常规药,自己有了界定,偏执地认为,能消肿止痛的才是好药。

诚然,前面所说的非甾体抗炎药(如双氯芬酸、布洛芬、美洛昔康、塞来昔布等),能改善关节的肿与痛,治疗效果看上去要更明显;而"治本"的改善病情抗风湿药,往往不具备明显的止痛和消肿作用,连续吃上两三个星期,似乎也见不到丝毫疗效。

但是,这个改善病情抗风湿药,若能吃得再持久一些,如坚持服用一个半月甚至更长时间,能从源头上阻止病情的进展,有助于患者保护好关节不受侵犯。

所以,对改善病情抗风湿药,请多一点耐心,切莫随意停药。

## 并非一药用到底

众所周知,服用任何一种药,均可能发生不良反应。对于类风湿关节炎,服用某种改善病情抗风湿药后,虽然疗效显著,但若不良反应很严重,医生会及时停药,改换另一种药物,而非"一药用到底"。

以甲氨蝶呤为例。作为治疗类风湿关节炎的最常用药物,一般来说,其疗效肯定,且严重不良反应少。不过,仍有少数人在服用后可能出现恶心、口腔溃疡、转氨酶升高、外周血白细胞下降等不良反应。而一旦出现这些情况,医生就得调整用药剂量,或加用护肝药、升白细胞药等,甚至有极小部分患者不得不因此而改服另一种药物。

又如来氟米特,也可出现一过性的转氨酶升高和白细胞下降等不良反应。因此,用药后,患者须每月检查肝功能和血常规。

还有原来用于抗疟疾的药——羟氯喹,也具抗风湿的作用。该药不良反应较轻,但由于药物易沉积于视网膜的色素上皮细胞,引起视网膜变性,继而影响视力,故患者在服药前应进行眼底检查。

可见,在治疗期间,为了监测改善病情抗风湿药的不良反应,患者需要定期随访和检查。切莫长期"不闻不问",一药吃到底,这样很可能害了自己。

## 表 2 治疗类风湿关节炎的主要改善病情抗风湿药

| 药物 | 起效时间 | 常用剂量 | 给药途径 | 毒性反应 | 定期检查项目 |
|---|---|---|---|---|---|
| 甲氨蝶呤 | 1~2 月 | 7.5~15 毫克/周 | 口服、肌内注射、静脉注射 | 胃肠道症状、口腔炎、皮疹、脱发、骨髓抑制、肝脏毒性，偶有肺间质病变 | 血常规肝功能 |
| 柳氮磺吡啶 | 1~2 月 | 500~1000 毫克，每日 3 次 | 口服 | 皮疹、胃肠道反应，偶有骨髓抑制。磺胺过敏者不宜服 | 血常规肝功能肾功能 |
| 来氟米特 | 1~2 月 | 10~20 毫克，每日 1 次 | 口服 | 腹泻、瘙痒、转氨酶升高、脱发、皮疹 | 血常规肝功能 |
| 羟氯喹 | 2~4 月 | 200 毫克，每日 1~2 次 | 口服 | 偶有皮疹、腹泻，视网膜毒性 | 眼底 |
| 艾拉莫德 | | 每次 25 毫克，早晚各 1 次 | 饭后口服 | 转氨酶升高、上腹痛、口腔炎、皮肤病 | 血常规肝功能 |

# 糖皮质激素——火速控制炎症

前面我们谈到了治疗类风湿关节炎的两类常规用药：一类是非甾体抗炎药，用来治标；另一类是改善病情抗风湿药，用来治本。看上去已经标本兼治了对不对？但很多时候，我们还会视情况给予第三类治疗药物——激素。

激素，爱它的人盛赞它为天使，不爱它的人则喻其为恶魔。究竟，激素在类风湿关节炎的治疗中扮演着什么角色呢？

## 火速出击，控制炎症

激素药物是一项总称，若按化学结构分类，它可分为两大类：一类是氨基酸、肽、蛋白质类，另一类为甾体（类固醇）类。事实上，老百姓口头说的激素药物，大多是指甾体激素，又叫"类固醇激素"，包括性激素（男性激素和女性激素）和肾上腺皮质激素中的糖皮质激素。

用于治疗类风湿关节炎的激素，专指糖皮质激素，属于激素两大分类中的第二类——甾体激素。

那么"甾体激素"和前面说的"非甾体抗炎药"，有什么关联吗？

这两者都能抗炎，不过，当类风湿关节炎的炎症并不十分活跃时，用非甾体抗炎药就可以控制炎症；而当关节炎急性发作，症状严重时，单纯的非甾体抗炎药根本控制不住炎症，这时就需要用具有强大抗炎作用的激素迅速改善关节肿痛和全身症状。

激素按其作用时间的长短分为短效激素、中效激素、长效激素。治疗类风湿关节炎大多使用中效激素，如泼尼松、甲泼尼龙、泼尼松龙。一般来讲，使用小剂量激素（相当于泼尼松≤7.5毫克/天）可减轻炎症并能延缓关节的侵蚀破坏。当类风湿关节炎患者合并血管炎、高热及严重关节肿痛等情况时,可短期使用较大剂量的激素。另外,激素也可在局部关节腔内注射。

## 成也激素,败也激素

激素治疗后,几乎所有的类风湿关节炎患者,病情都有不同程度的好转。往往服药几小时内,关节痛就有所缓解,关节僵直感减轻,第二天,晨僵明显消失。大约1周后,关节肿痛显著改善,运动范围增大。1~2月后,病情得到最大的改善。

但好景不长,此后数月,即使继续服药,病情也不再好转,增加剂量也无济于事。这是为什么呢?

原来,激素的主要功效在于抑制炎症,但是,它并不能完全消除炎症,更无法阻止关节破坏的进展。从患者的X光片中就能发现,在激素治疗期间,虽然临床症状和化验检查都有改善,但软骨和骨的破坏依然进行。激素只有在关节的活动性炎症中才能发挥治疗作用,关节结构一旦破坏,激素既无法修复它,也不能阻止病情恶化。

所以,激素通常要与改善病情抗风湿药联合应用,指望通过单纯增加激素用量来达到治疗关节炎的做法是错误的,这不仅对治疗疾病无益,反而会带来一系列激素产生的副作用,对自身造成更大的危害。

遗憾的是,由于激素的药劲强大,消肿止痛的效果"立竿见影",有些患者为了缓解痛苦,私自服用激素,随意追加剂量及选择长效激素如地塞米松;也有非正规医院的医生,出于对专业治疗的一知半解,动不动就给患者注射长效激素;更有不少江湖郎中,为了彰显自己能"药到病除",将激素包装成传统特效药,患者使用后贻害无穷。

有调查显示,在有2年以上病史的患者中,长期不合理使用大剂量激素和长效激素者超过30%,曾经不合理使用激素者高达80%。

## 科学用药,才是王道

激素治疗类风湿关节炎是一把"双刃剑",用得恰到好处,它可以帮助患者脱离病魔的控制;而滥用,只会"助纣为虐",带给患者更多的病痛和烦恼。

一般来说,长期应用激素,尤其是大剂量时,可引起多种严重不良反应,表现为向心性肥胖、皮肤紫纹、痤疮、多毛、乏力、低钾血症、水肿、高血压、糖尿病、骨质疏松、白内障、增加感染风险、影响伤口愈合等等。这些不良反应多在停药后自行消失或减轻。有研究结果显示,类风湿关节炎患者中,服用激素者发生骨质疏松的危险,是未服用激素者的 27 倍,因而医学上建议,在激素治疗过程中,应进行预防性的药物治疗,补充钙剂和维生素 D。

使用激素治疗类风湿关节炎,我们最好要牢记两个原则:一是切

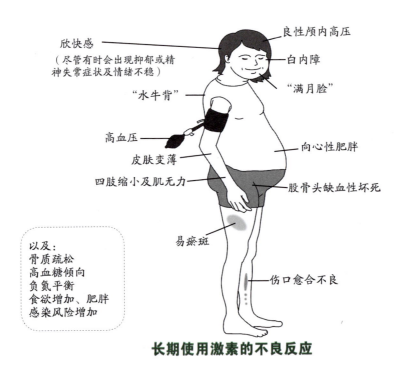

**长期使用激素的不良反应**

莫私自开药方。别为了肿痛难忍就去寻找激素,也别出于对不良反应的恐惧而一味拒绝激素。毕竟,激素的使用有严格的适应证,要不要用,什么时候用,用哪种激素,用多少剂量,什么时候停用,都要交由专业医生根据患者的病情来把控,不可以想当然。二是切莫随意调整用量。重症伴有心、肺或神经系统受累的患者,可给予中至大剂量激素治疗;针对单纯的关节病变,如需使用,通常为小剂量激素(泼尼松≤7.5毫克/天)。不可随自己的主观感受而擅自追加或减少用量,而以医生对病情的客观判断为标准。

总之,运用激素治疗类风湿关节炎,不仅要掌握好适应证,还要掌握种类、药量和给药途径,这样才能最大限度地发挥激素的优势,减少并发症的发生。

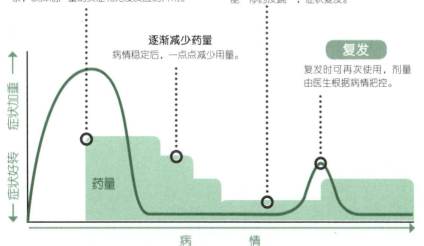

**根据病情发展使用糖皮质激素**

## 小链接

### 局部激素治疗

激素的给药方式,除常规的口服和外涂外,还可采用局部关节腔内注射。它是治疗类风湿关节炎的一种有效方法,所用的剂量仅是口服的十分之一,避免了口服用药可能产生的全身不良反应。

关节腔注射激素后,一般24小时内症状会有明显改善,患者感到疼痛减轻,活动方便,3天内达到最佳效果。但由于肢体疼痛消失,有些患者往往忽视了对关节的保护和休息,过度使用患病的肢体,以致病变反而加重。所以,关节腔注射激素后,患者仍要注意休息,限制负重。

通常,一次关节腔注射激素治疗不宜超过两三个部位,每两次治疗的间隔时间越长越好,同一个部位两次治疗的间隔时间至少3个月。由于过频的关节腔穿刺可能增加感染风险,并可引发类固醇晶体性关节炎,故一年内不宜注射激素超过3次,且强调关节腔注射时无菌操作;若有关节腔积液,尽量抽出。

应注意的是,关节腔注射激素并不能阻止关节破坏的进展,如同口服激素一样,它必须与改善病情抗风湿药联合使用。同时,对严重的高血压病、溃疡病患者以及活动性肺结核、急性传染病等患者,均不宜行关节腔注射激素。

# 生物制剂——异军突起的抗风湿新药

近20年来,生物制剂异军突起,不仅在肿瘤治疗时常被提及,而且在治疗类风湿关节炎方面,它彰显出任何传统药物所不具备的明显优势,能快速起效,同时达到抗炎及防止骨破坏的作用。

将生物制剂喻为类风湿关节炎的新克星,一点也不为过。

## 生物导弹,曙光照进来

生物制剂是一种针对发病机制的治疗手段。虽然,类风湿关节炎的发病机制至今尚未被完全弄清楚,但可以肯定的一点是,患者出现关节的损害,与体内数量众多的炎症细胞因子密切相关。

这些炎症细胞因子主要包括肿瘤坏死因子(TNF-α),以及白细胞介素-1、白细胞介素-6。一旦这些炎症细胞因子与细胞表面能接受它们的受体相结合,就会引发炎症,并在细胞间不断传递,使炎症蔓延开来。如果不加以治疗,骨骼和软骨会逐渐遭到破坏,关节间隙变窄,并最终导致关节畸形。

如果,赶在炎症细胞因子与受体尚未配对之前,不让它们结合,危害不就能消除了吗?基于此,生物制剂的研制与成功,有如导弹给予靶标致命一击一般——它直接针对这些炎症细胞因子,通过识别、结合进而中和或阻断体内过量的炎症细胞因子,从而达到有效降低炎症反应,防止关节破坏的功效。因此,生物制剂也称为靶向药。

在我国,约有80万的难治性类风湿关节炎患者,过往医生对他们的治疗束手无策,因为仅凭常规药物并不能很好地控制病情。而生物制剂的出现,使70%难治患者的病情得到很好的缓解和控制,达到了满意的疗效。同时,对于早期疾病活动度高,有预后不良因素的患者,若及时使用生物制剂,则不仅能有效控制炎症的发展,显著缓解疼痛和僵硬等症状,还有助于阻止关节损害和畸形的发生。

回看类风湿关节炎治疗药物百年来的发展和探索历程:1900年,人们最早用阿司匹林来治疗类风湿关节炎;1960年开始使用非甾体抗炎药;1988年开始使用甲氨蝶呤;直到1998年,才正式开始使用生物制剂英夫利昔单抗,此后陆续有类似的生物制剂推出。可以说,在风湿病治疗领域,生物制剂的出现是一个里程碑式的突破,给无数类风湿关节炎患者带来了希望的曙光。

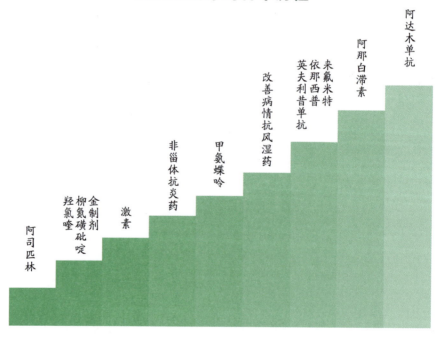

抗风湿治疗的百年历程

## 结核、肿瘤患者慎用

近年来,随着生物制剂的不断研发和广泛应用,发达国家的类风湿关节炎药物治疗结构已逐渐改变,生物制剂的使用比例日趋上升。如美国,生物制剂的使用比例从1999年的6%上升到2006年的26%,而在荷兰和欧洲其他医保水平较高的国家,生物制剂的使用比例已达到50%。

但是,必须重视生物制剂的不良反应,并不是所有的患者都能够毫无禁忌地使用。

为什么呢?前面提到,在诱发类风湿关节炎中起核心作用的是肿瘤坏死因子。这一炎症细胞因子在人体内可起到抑制肿瘤细胞的作用,但生物制剂的使用,无疑在一定程度上使人体对肿瘤的抑制能力减弱。有资料显示,使用该药后,发生淋巴瘤的危险性会比使用前增加2~5倍。

另外,生物制剂可增加感染的发生机会,尤其是结核的易感性将增大。所以计划使用生物制剂的类风湿关节炎患者,必须先进行结核筛查,如果发现结核,必须先治疗结核病,以防使用生物制剂后进展为活动性结核。

## 价格昂贵,好钢用在刀刃上

目前,我国已上市的生物制剂原研药主要有两类。一类是TNF-α拮抗剂,包括依那西普(商品名称:恩利)、英夫利昔单抗(商品名称:类克)、阿达木单抗(商品名称:修美乐);另一类是IL-6拮抗剂,即托珠单抗(商品名称:雅美罗)。与传统的改善病情抗风湿药相比,它们起效快、抑制骨破坏的作用明显,患者总体耐受性好。然而,由于价格高昂,且不被纳入医保范畴,其普及与推广受到了很大的限制。

近年来,大量的生物类似药(biosimilar)的不断面市,也或多或少改善了生物制剂用药贵的局面。生物类似药又被称为生物类似物、生物仿制药，它在安全性和有效性上与原研药并无显著差异，然而价格却较之便宜不少。国内对于类风湿关节炎的治疗，常用到的生物类似药有益赛普、安佰诺、强克。这三者的商品名称虽然不同，但通用名称均为"注射用重组人Ⅱ型肿瘤坏死因子受体-抗体融合蛋白"，皆属于原研药TNF-α拮抗剂的仿制药。有时，生物类似药也被人们直接称为生物制剂。

在欧美国家的类风湿治疗指南中，明确写着：生物制剂一般需要连续使用2年，甚至更长时间。如果经济条件允许，类风湿关节炎患者宜在早期就使用生物制剂，以快速缓解症状，有效抑制病情进展，积极地改善疾病预后。不过，相较于每月花费才数十元的甲氨蝶呤，无论生物制剂还是生物类似药，都无异于天价。对于那些无力承担高昂费用的患者，难道就只能放弃生物制剂的治疗优势吗？

为解决这个矛盾，我国风湿免疫科医生经过多年的探讨与实践，摸索出了一套具有中国特色的治疗方案——先短期使用生物制剂3~6个月，同时联合使用甲氨蝶呤等改善病情抗风湿药，迅速把病情压下来，再停用生物制剂，继续使用传统改善病情抗风湿药。当然，也有一部分患者，必须经生物制剂治疗1年，待控制或缓解病情后，才能逐步改用传统抗风湿药来维持治疗。

事实证明，"好钢用在刀刃上"，这样的方案是可行的，既达到了客观的治疗效果，又大大降低了患者的经济负担。

# 植物药制剂——传统瑰宝显疗效

已介绍的非甾体抗炎药、改善病情抗风湿药、糖皮质激素、生物制剂属于西药,在很多国家关于类风湿关节炎的治疗指南或治疗手册中,都能找到这四大类药物的身影。

不同于上述西药,在中国,还有一类植物药制剂,它是从传统中药材中提取活性成分,经现代工艺精制而成。作为传统瑰宝,植物药制剂也在类风湿关节炎的治疗中大放光彩,其中又以雷公藤、白芍总苷、青藤碱为典型代表。

## 1 雷公藤

雷公藤来源于卫矛科植物雷公藤干燥根的木质部。味苦、辛,凉;有大毒;归心、肝经。具有祛风除湿、活血通络、消肿止痛、杀虫解毒的功效。

代表药:雷公藤多苷片(每片10毫克)。

功效:对缓解关节肿痛有效,对能否减缓关节破坏证据不多。

用法用量:一般给予雷公藤多苷30~60毫克/天,分3次饭后服用。

不良反应:主要是性腺抑制,会导致男性不育和女性闭经,一般不用于生育期患者。其他不良反应包括皮疹、色素沉着、指甲变软、脱发、头痛、纳差、恶心、呕吐、腹痛、腹泻、骨髓抑制、肝酶升高和血肌酐升高等。

## 2　白芍总苷

白芍是毛茛科植物芍药的干燥根。味苦、酸,微寒;归肝、脾经。具有养血调经,敛阴止汗,柔肝止痛,平抑肝阳的功效。白芍总苷是从白芍中提取的苷类物质,可用于改善类风湿关节炎患者的症状和体征。

代表药:白芍总苷胶囊(每粒300毫克)。

功效:对减轻关节肿痛有效。

用法用量:常用剂量为每日2~3次,每次2粒。

不良反应:该药不良反应较少见,可表现为大便次数增多、轻度腹痛、纳差等,一般停药后便可消失。

## 3　青藤碱

先说青风藤,它是防己科植物青藤及毛青藤的干燥藤茎。味苦、辛,平;归肝、脾经。具有祛风湿、通经络、利小便的功效。青藤碱则是青风藤中的主要活性成分,适用于类风湿关节炎患者。

代表药:盐酸青藤碱肠溶片(每片20毫克)。

功效:可减轻关节肿痛。

用法用量:饭前口服,一日3次,一次1~4片。

不良反应:主要不良反应有皮肤瘙痒、皮疹等过敏反应,少数患者可出现白细胞减少。

植物药对类风湿关节炎有一定的治疗效果,也会有一些不良反应,所以要提醒患者,如果想用植物药来治疗,最好的方法是在就医时,向专业的医生表达你的想法,医生会根据你的客观病况酌情用药。且在用药过程中,要定期检查血、尿常规,肝、肾功能等,如有异常反应,要及时在医生的指导下停药、换药、调整用药处方。

# PART 4 ▶
# 手术治疗，三思而行

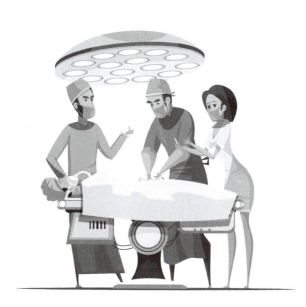

　　对于采取积极正规的药物治疗后，病情仍不能控制的患者，若由医生判断符合手术指征，且无禁忌证，则可以考虑手术治疗。

　　常见的手术主要有滑膜切除术、人工关节置换术、关节融合术以及软组织修复术。

# 滑膜切除术

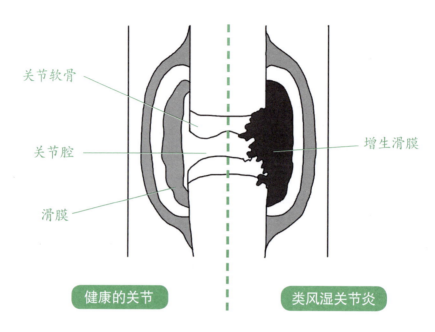

得了类风湿关节炎后,由于覆盖关节内面的滑膜发炎、增生,从而引起关节的肿胀和疼痛。若将该增生滑膜切除,就是"滑膜切除术"。

一般来说,经积极正规的内科治疗后,仍有明显关节肿胀、滑膜增厚、X射线显示关节间隙未消失或无明显狭窄,也即关节的病变程度尚处于早期时,为了防止关节软骨的进一步破坏,可考虑滑膜切除术。

自1894年起,滑膜切除术被用于类风湿关节炎的治疗。长期研究认为,对于较早期的炎症病例,该手术确有一定的良性作用。传统手术方式是切开关节,切除增生的滑膜。后来,关节镜探视下滑膜切除术成为主流,尤其适用于较大的关节,如膝关节、肘关节、肩关节等。如今,由于药物的发展,联合使用改善病情抗风湿药甚至生物制剂,以及关节腔内注射长效激素后,大多数患者已不需要手术切除滑膜。

# 人工关节置换术

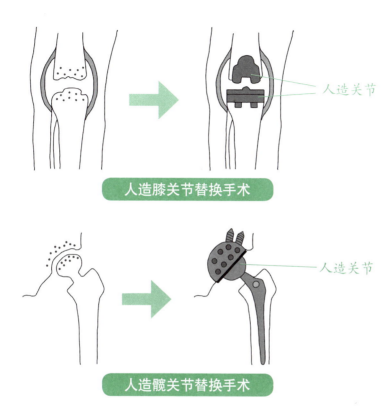

当关节的病变程度已到晚期,出现关节畸形,明显影响生理功能,X射线显示关节间隙消失或明显狭窄者,经内科治疗无效后,可考虑人工关节置换术。

关节置换即是去除体内损伤的关节,代之以人工合成的新关节。事实上,人工关节在临床上的成功应用已有近50年历史,材料和设计不断改进,手术和康复技术不断完善,手术成功率很高。尤其近年来,人工关节在减痛、关节活动度、关节使用寿命等方面,都有着许多可喜的进步,术后可显著改善患者的日常生活能力。

# 关节融合术

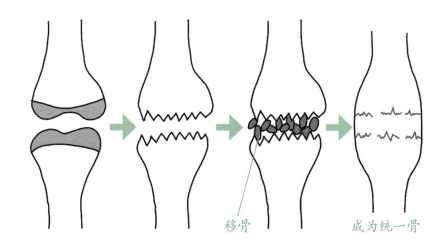

移骨　　成为统一骨

关节融合术，简而言之，就是削除骨与骨之间受到损伤的部位，然后再移植骨，使两骨之间融合固定。

作为一种古老的手术，它早期曾被用于膝关节、手腕、脚踝、指、颈椎等部位。近年来，随着人工关节置换术的广泛应用，关节融合术已很少使用。不过，对于晚期关节炎患者，关节破坏严重、关节不稳者，在某些特定条件下行关节融合术，对止痛、改善肢体功能，仍不失为较佳选择。

此外，关节融合术还可作为关节置换术失败的挽救手术。

# 软组织修复术

类风湿关节炎患者的畸形，除外因滑膜病变所致，也有可能是关节囊和周围的肌肉、肌腱的萎缩造成的。针对这些原因，要改善关节功能，可行关节囊剥离术、关节囊切开术、肌腱松解或延长术。

一般来说，腕管综合征可采用腕横韧带切开减压术。肩、髋关节等处的滑囊炎，如经保守治疗无效，需手术切除。类风湿结节较大，有疼痛症状，影响生活时，也可考虑手术切除。

总而言之，近年来类风湿关节炎的治疗，有许多可喜的进步。遗憾的是，无论采用药物等保守治疗，还是各种手术治疗，均不具根治性。针对类风湿关节炎所开展的手术治疗，其目的在于消除保守治疗无效下的肿痛、纠正畸形、降低致残率，最大限度地改善生活质量。

是否进行手术，适合哪种手术，术后的预期效果以及可能出现的并发症等，医生都需要在充分考虑患者年龄、职业、经济能力的前提下，和患者共同商榷，达成一致的共识。并且，由于手术并不意味着"一劳永逸"式的根治，因而术前、术后，仍需配合规范的药物治疗、康复治疗等。

# PART 5 ▶ 严密监控,达标治疗

## 你的治疗**达标了吗**

治疗类风湿关节炎是一场持久战。无论一般治疗、药物治疗,还是手术治疗,患者经历了种种治疗措施之后,最关心的问题往往莫过于:治疗效果如何?还要继续接受治疗吗?接下来的治疗方案有何变化?

要回答上述问题,就必须在漫长的治疗过程中严密监控,学会给自己的病情活动性做评分,以判断当下病情是否缓解,治疗是否达标。

### 标准一:ACR 缓解标准

ACR 缓解标准是 2011 年美国风湿病学会(ACR)和欧洲抗风湿病联盟(EULAR)暂定的关于类风湿关节炎的缓解标准。其内容包括以下 4 个方面:

(1)患者的肿胀关节数<1 个。
(2)压痛关节数<1 个。
(3)C 反应蛋白<10 毫克/升。
(4)自我感觉评分<1 分(采用视觉模拟尺度法 VAS 10 分制)。

当患者达到这一缓解标准时,不仅疼痛、肿胀减轻,显著减少了疾

病对生活造成的影响；更为重要的是，类风湿关节炎对关节的破坏速度和严重程度也明显下降，给预后的明显改善带来了希望。

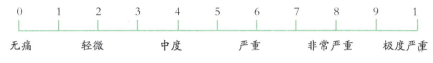

**自我感觉评分（VAS 10分制）**

## 标准二：DAS28 标准

DAS 是关于类风湿关节炎的病情活动性评分（disease activity score, DAS）。DAS28 标准主要包括以下内容：

（1）28 个关节压痛数（28 tender joint count, TJC28）。

（2）28 个关节肿胀数（28 swollen joint count, SJC28）。

（3）患者病情视觉评估（采用 VAS 10 分制）。

（4）患者 C 反应蛋白（CRP）或血沉（ESR）。

DAS28 标准的评分公式：

若实验室检查项目为 ESR，则得分 =

$0.56 \times \sqrt{TJC28} + 0.28 \times \sqrt{SJC28} + 0.70 \times \ln(ESR) + 0.014 \times PtGA$

若实验室检查项目为 CRP，则得分 =

$0.56 \times \sqrt{TJC28} + 0.28 \times \sqrt{SJC28} + 0.36 \times \ln(CRP+1) + 0.014 \times PtGA + 0.96$

## 标准三：SDAI 标准

SDAI 是指简化的病情活动性指数（simple disease activity index, SDAI）。该标准只需进行简单的加法运算，更适用于患者自行评估，其内容包括：

（1）28 个关节压痛数（28 tender joint count, TJC28）。

（2）28 个关节肿胀数（28 swollen joint count, SJC28）。

（3）患者总体病情活动度评估（patient global assessment of

disease activity, PtGA)。

（4）医生总体病情活动度评估（provider global assessment of disease activity, PrGA）。

（5）患者C反应蛋白（CRP）。

注：PtGA和PrGA采用10分制，0分表示病情活动度最低，渐次递增，10分即最高。

SDAI标准的评分公式：得分＝SJC28+TJC28+PrGA+PtGA+CRP

## 标准四：CDAI标准

CDAI是指临床病情活动性评分（clinical disease activity score, CDAI）。由于在日常的临床工作中，往往不能及时得到实验室检查结果，导致DAS28、SDAI标准的使用具有一定的滞后性。故于SDAI标准中去掉CRP，就得到了CDAI标准。

CDAI标准侧重于体检，以及患者、医生对病情的评估，耗时短，计算简单，尤其适合在临床工作中使用。

CDAI标准的评分公式：得分＝SJC28+TJC28+PrGA+PtGA

## 标准五：PAS标准

PAS是指患者活动度评分（patient activity scale, PAS）。PAS标准是完全由患者完成的评分方法，简单有效，更适合患者日常应用，其内容包括：

（1）患者总体病情活动度评估（patient global assessment of disease activity, PtGA）。

（2）疼痛视觉模拟评分（采用VAS 10分制）。

（3）健康评估问卷（health assessment questionnaire, HAQ）（注：见本书P142）。

PAS标准的评分公式：（HAQ×3.33+pain VAS+PtGA）/3

**说明：**

（1）28个关节：包括双肩、双肘、双腕、双膝、10个掌指关节及10个近端指间关节。

（2）病情评估：如同ACR缓解标准中的自我感觉一样，采用视觉模拟尺度法（VAS 10分制），评估包括患者病情视觉评估、PtGA、PrGA、患者视觉模拟评分。

（3）C反应蛋白：DAS28采用的单位是毫克/升，且需要取整；SDAI采用的单位是mg/dl。

通过公式计算出得分后，患者即可参照下列ACR推荐的类风湿关节炎病情活动性评分的界限值，来判断当前的病情处在何种活动度，有否缓解，治疗是否达标。

**ACR推荐的类风湿关节炎病情活动性评分的界限值**

| 评分方法 | 范围 | 缓解 | 低度活动 | 中度活动 | 高度活动 |
| --- | --- | --- | --- | --- | --- |
| DAS28 | 0~9.4 | 0~2.6 | 2.6~3.2 | 3.2~5.1 | 5.1~9.4 |
| SDAI | 0~86.0 | 0~3.3 | 3.3~11.0 | 11.0~26.0 | 26.0~86.0 |
| CDAI | 0~76.0 | 0~2.8 | 2.8~10.0 | 10.0~22.0 | 22.0~76.0 |
| PAS | 0~10.0 | 0~0.25 | 0.26~3.70 | 3.71~8.00 | 8.00~10.00 |

达标

# 经典答疑

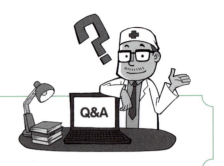

◆ 治疗类风湿关节炎,拔火罐行吗?

**问**:南方天气潮湿,听不少广东人说,类风湿关节炎跟体内湿气太重有关,去拔火罐除除湿就好了。请问,是这样的吗?

**答**:拔完后一两天可能会舒服点,但以后可能会使病情加重。

这是因为,拔火罐是在皮肤上施加负压,使毛细血管破裂出血,在局部形成了细胞的坏死,这样我们免疫系统就被激活。但是,类风湿关节炎患者本身的免疫系统就是过度活跃的,再拔火罐,反而更容易加重病情。

不可否认,南方湿气重确实会加重类风湿关节炎的症状。在潮湿天气,患者家中要注意除湿,可用烘衣机烘干衣服、被褥。日常生活中,患者要注意保暖,平日用温水洗澡、蒸桑拿、泡温泉,对缓解疼痛也有帮助。

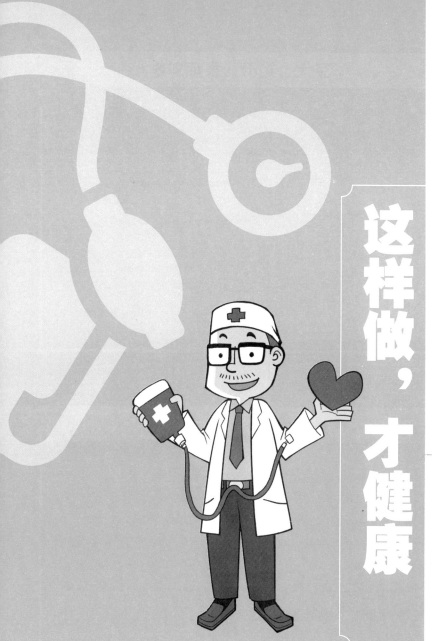

# 这样做，才健康

## 生活行为篇

# PART 1 ▶ 饮食篇

## 健康饮食的基础——**膳食宝塔**

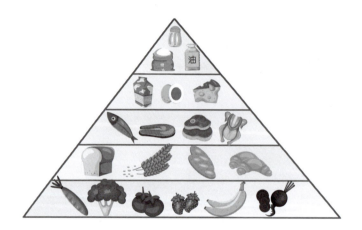

俗话说"病从口入",缺衣少食的年代,人们常因吃不饱、穿不暖而生病。如今,社会条件大大改善了,在物质丰盛的当下,我国居民健康状况和营养水平得到不断改善,人均预期寿命逐年增长。

总体来看,如今我国居民膳食能量供给充足,体格发育与营养状况总体改善;但与此同时,居民膳食结构仍存在着不合理现象,如豆类、奶类消费量依然偏低,脂肪摄入量过多,部分地区营养不良的问题还依然存在,超重肥胖问题凸显,与膳食营养相关的慢性病对我国居民健康的威胁日益严重。

为此,国家卫生和计划生育委员会针对当前我国居民客观的营养状况和健康需要,发布了《中国居民膳食指南(2016)》,旨在向人们提供基础与科学的膳食指导建议。日常生活中,我们若能遵循该指南所推出的膳食宝塔来安排自己的饮食结构,将有效避免很多吃出来的疾病。

具体而言,针对 2 岁以上的所有健康人群,该膳食指南可囊括为以下 6 条核心推荐。

## 食物多样,谷类为主

平衡膳食模式是最大程度上保障人体营养需要和健康的基础,食物多样是平衡膳食模式的基本原则。每天的膳食应包括谷薯类、蔬菜水果类、畜禽鱼蛋奶类、大豆坚果类等食物。建议平均每天摄入 12 种以上食物,每周 25 种以上。谷类为主是平衡膳食模式的重要特征,每天摄入谷薯类食物 250~400 克,其中全谷物和杂豆类 50~150 克,薯类 50~100 克;膳食中碳水化合物提供的能量应占总能量的 50% 以上。

## 吃动平衡,健康体重

体重是评价人体营养和健康状况的重要指标,吃和动是保持健康体重的关键。各个年龄段人群都应该坚持每天运动、维持能量平衡、保持健康体重。体重过低和过高均易增加疾病的发生风险。推荐每周应至少进行 5 天中等强度身体活动,累计 150 分钟以上;坚持日常身体活动,平均每天主动身体活动 6000 步;尽量减少久坐时间,每小时起来动一动,动则有益。

## 多吃蔬果、奶类、大豆

蔬菜、水果、奶类和大豆及豆制品是平衡膳食的重要组成部分,坚果是膳食的有益补充。蔬菜和水果是维生素、矿物质、膳食纤维和植物化学物的重要来源,奶类和大豆类富含钙、优质蛋白质和B族维生素,对降低慢性病的发病风险具有重要作用。

提倡餐餐有蔬菜,推荐每天摄入300~500克,深色蔬菜应占二分之一。天天吃水果,推荐每天摄入200~350克的新鲜水果,果汁不能代替鲜果。吃各种奶制品,摄入量相当于每天液态奶300克。经常吃豆制品,每天相当于大豆25克以上,适量吃坚果。

## 适量吃鱼、禽、蛋、瘦肉

鱼、禽、蛋和瘦肉可提供人体所需要的优质蛋白质、维生素A、B族维生素等,有些也含有较高的脂肪和胆固醇。动物性食物优选鱼和禽类,鱼和禽类脂肪含量相对较低,鱼类含有较多的不饱和脂肪酸;蛋类各种营养成分齐全;吃畜肉应选择瘦肉,瘦肉脂肪含量较低。过多食用烟熏和腌制肉类可增加肿瘤的发生风险,应当少吃。推荐每周摄入鱼280~525克,畜禽肉280~525克,蛋类280~350克,平均每天摄入鱼、禽、蛋和瘦肉总量120~200克。

## 推荐 5 少盐少油，控糖限酒

我国多数居民目前食盐、烹调油和脂肪摄入过多，这是高血压、肥胖和心脑血管疾病等慢性病发病率居高不下的重要原因，因此应当培养清淡饮食习惯，成人每天食盐不超过 6 克，每天用烹调油 25~30 克。过多摄入添加糖可增加龋齿和超重发生的风险，推荐每天摄入糖不超过 50 克，最好控制在 25 克以下。

水在生命活动中发挥重要作用，应当足量饮水。建议成年人每天 7~8 杯（1500~1700 毫升），提倡饮用白开水和茶水，不喝或少喝含糖饮料。儿童少年、孕妇、乳母不应饮酒，成人如饮酒，一天饮酒的酒精量男性不超过 25 克，女性不超过 15 克。

## 推荐 6 杜绝浪费，兴新食尚

勤俭节约，珍惜食物，杜绝浪费是中华民族的美德。按需选购食物、按需备餐，提倡分餐不浪费。选择新鲜卫生的食物和适宜的烹调方式，保障饮食卫生。学会阅读食品标签，合理选择食品。创造和支持文明饮食新风的社会环境和条件，应该从每个人做起，回家吃饭，享受食物和亲情，传承优良饮食文化，树健康饮食新风。

# 类风湿关节炎的**饮食要点**

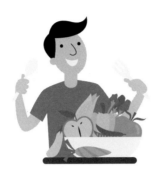 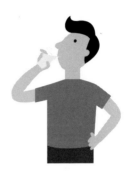

前文所说的膳食宝塔,适用于所有健康人群。在此基础上,人们可以根据各自防病、治病的需求,做一些合理的调整。

就类风湿关节炎来看,虽然它并非像高血脂、糖尿病等慢性疾病那样,能够通过饮食来改善症状,但患者的病程往往较长,治疗的过程不亚于一场"持久战"。在此过程中,如能在饮食方面多用心,抱着从身体内部治愈疾病的想法,养成以下良好的饮食习惯,对疾病的治疗和康复亦大有裨益。

## 1 规律饮食,细嚼慢咽

一日三餐、定时定量是适用于大多数人的饮食基本原则。对于类风湿关节炎患者,若因关节疼痛、常年服药等因素而导致食欲降低、消化功能减弱,则要根据个体情况予以合理调配。

不妨尝试少量多餐、细嚼慢咽的方法,以进食后胃部舒适、食而能化为准,保证营养的全面摄入与吸收。要注意的是,不要饥饱失常,更不要暴饮暴食。

### 2 合理烹饪,锁住营养

饮食的种类和数量方面虽然有膳食宝塔作参考,但若不注重烹饪方式,同样会导致营养大打折扣。我们强调,在传统的烹饪手法中,蒸和煮是保存食物营养的最好选择。对于肠胃功能有所下降的患者,长时间的蒸、煮、炖、烩等方式可让饭菜更软一些、烂一些,在最大程度保存营养的同时,更利于消化吸收。

当然,常见的炒、煎、炸也无可避免,怎么办呢?可遵循急火快炒(可避免持续高温导致的营养流失和变性)、上浆勾芡(芡粉中的谷胱甘肽可保护维生素不被破坏)、添醋撒碱(维生素等营养物质在酸性环境中要比碱性环境中稳定)、最后放盐(可防止菜肴中汁液过多流失以及碘盐过度挥发)的烹饪原则。

### 3 学会辨证,善待脾胃

由于需要长期服用药物,类风湿关节炎患者的脾胃常不可避免地受到一定影响。进食时,若是单纯考虑食物营养价值的高低,而忽略自身的承受能力,很有可能让脾胃"伤上加伤",所以宜在考虑脾胃运化能力的前提下,根据病情的不同而进行合理安排。

通常,肠胃的功能状态会在舌苔上有所反应,患者可通过观察舌苔的变化来辨证,并据此调整饮食结构。如舌苔厚,食欲缺乏,可以吃些山楂扁豆汤、独脚金淮山汤等来健脾开胃;如舌苔白而润,感冒风寒,可吃些温辛的食物如葱白汤、姜枣茶等来解表散寒;如舌苔干净,舌质红旺则是热象,宜少食狗肉、羊肉、葱姜蒜等热性食物,多吃清凉的蔬菜瓜果,如枸杞叶、青瓜等。

## 4 分期调养，合理忌口

类风湿关节炎患者应该吃什么，不能吃什么呢？其实，患者的饮食不能一刀切，要根据关节的症状变化来调整，关节有变化，建议分阶段区别对待。

### 关节肿痛？为热痹期

类风湿关节炎在发病之初，患者关节肿痛症状很明显，从中医来看，这时属于"热痹"，饮食最好以清淡、凉润为主，同时摄入一些高蛋白来补充体内消耗的蛋白质。

### 关节怕冷？进入寒痹期

过了一段时间后，关节不再肿痛了，但是经常感觉四肢、关节发凉，或遇寒湿天气症状会加重，这时就不要吃寒凉的食物了，最好能吃些桂圆等温性食物，但切忌大补。

### 关节已变形？虚实夹杂期

如果关节已经变形，关节周围皮肤发暗，这说明体质较虚，但局部有寒、痰、瘀等实邪，属于中医所说"虚实夹杂"或"本虚标实"。建议这时不要吃温性食物了，最好能饮食清淡，营养均衡，不要吃太过寒凉及油腻的食物。

---

**小链接**

**服药期间，护好你的胃**

在治疗类风湿关节炎的药物中，以非甾体抗炎药和糖皮质激素对肠胃的伤害最大。

就非甾体抗炎药来看，它一方面可直接刺激胃黏膜，造成损伤；另一方面，药物吸收后，抑制了环氧酶的活性，使得具有保护胃、十二指肠黏膜作用的前列腺素分泌减少，继而有可能导致胃肠道不良反应。

就糖皮质激素而言,它能使胃酸和胃蛋白酶分泌增多,提高食欲,帮助消化;但长期应用糖皮质激素,会抑制胃黏液分泌,降低胃肠黏膜的抵抗力,再加上胃酸过多,可诱发或加重胃、十二指肠溃疡,甚至造成消化道出血或穿孔。

因此,治疗过程中,若需要长期服用非甾体抗炎药或糖皮质激素,应尽量在饭后服药,以减少药物对胃黏膜的损害。同时,还宜在医生的指导下,选择性地搭配一些护胃药物。

常见的护胃药有三类。

一类是抗酸药。口服后能中和胃酸而降低胃内容物酸度,常用的有氢氧化镁、碳酸氢钠、氢氧化铝、碳酸钙等。不过,药房或药店出售的多是复方制剂,如胃舒平(主要成分为氢氧化铝、三硅酸镁、颠茄浸膏)。

另一类是抑制胃酸分泌药。分为 $H_2$ 受体阻断药(××替丁)和质子泵抑制剂(××拉唑),前者包括西咪替丁、雷尼替丁、法莫替丁等,后者常用的有奥美拉唑、兰索拉唑、泮托拉唑、雷贝拉唑等。质子泵抑制剂能抑制由各种原因引起的胃酸分泌,效果比 $H_2$ 受体阻断药好,更适合搭配非甾体抗炎药或激素使用。

还有一类是胃黏膜保护药。主要有前列腺素衍生物如米索前列醇、硫糖铝,铋剂如胶体果胶铋、麦滋林、思密达等。米索前列醇能抑制胃酸分泌,保护黏膜,但不良反应较多,可导致腹痛、腹泻;硫糖铝和麦滋林能促进前列腺素合成;胶体果胶铋能在胃黏膜表面形成保护性胶体;思密达保护覆盖作用极强,还能促进黏液合成。

对于已有胃病如消化性溃疡甚至出血病史的患者,尽量少用非甾体抗炎药和激素。若因病情需要服用非甾体抗炎药或激素,一方面,尽量采用最低有效剂量,并且症状改善后尽快停用;另一方面,宜同时加用质子泵抑制剂。

# PART 2 ▶ 运动篇

## 运动，因时而异，因人而异

常言道"生命在于运动"。类风湿关节炎患者往往在运动方面存有不少误区。有的是因为关节疼痛，于是害怕运动，拒绝运动，以为"静养"才合适自己；有的则是害怕关节"用进退废"，于是疯狂锻炼，拼命锻炼，压根不考虑身体的承受能力。

殊不知，相较于不运动或盲目运动，只有正确合理的运动才能提高身体素质，促进疾病康复。在类风湿关节炎的一般治疗措施中，特别强调了运动康复的重要性——它对于促进血液循环，预防骨质疏松和肌肉萎缩，减少关节的强直与畸形，全面改善关节的运动功能所发挥的效用，是单纯的药物或手术治疗所完全不能替代的。

故而，患者非常有必要掌握科学的运动方法。

## 因时而异，有动有静

既然运动有那么多好处，是否可以随时进行呢？

答案是否定的。

我们说，在两种情况下，类风湿关节炎患者宜静，不宜动。

一是当全身症状严重，如持续发热或感到很疲劳时，不要勉强运动，而应卧床，采取舒适的体位，让全身得以静养。

二是当局部关节发炎，尤其疼痛与肿胀很剧烈时，不要强迫自己运动，即便发炎较轻，也最好不要让关节过度负重，宜局部静养。

排除以上两种情况，当身体功能状态处于相对较好水平时，就应该积极运动起来。可供选择的运动方式包括肌力锻炼、日常活动锻炼，以及各种体能锻炼。

肌力锻炼，顾名思义，是针对肌肉力量而进行的锻炼。常用到的方法是静力收缩，简单来说，就是将关节周围的肌肉"先绷紧，再放松"，按一定的时长和次数规律性地练习。过程中，关节并没有发生实质性的位移，但肌肉的力量却得到了良好的训练，有助于预防和改善因长时间的卧床休息而引起的肌力下降与肌肉萎缩。

日常活动锻炼，也称为动力锻炼，一般是在肌肉力量通过静力收缩恢复到一定水平后进行的。过程中，伴有肢体的移动，关节得以在正常范围内活动。生活中的刷牙、洗脸、穿衣等日常行为，皆被视为动力锻炼，但活动时，须以不引起身体的额外疼痛为前提。

体能锻炼适用于疾病的恢复期，此时患者的身体状态相对不错，能承受一定的时长和强度的运动，如健步走、太极、骑自行车、游泳等。这些项目能改善患者因疾病而出现的体能下降，同时能促进关节功能的恢复与提高。

## 因人而异，灵活多变

处于同一疾病阶段的患者，所适用的运动项目是否完全一样呢？

答案也是否定的。

我们说，运动不仅要因时而异，还要因人而异。每个类风湿关节炎患者，性别、年龄、职业、高矮胖瘦等各有不同，宜根据个体情况选择最合适的运动方案。

相对来说，年轻、身体壮实、病情较轻或恢复较好者，可以选择活动量大的锻炼项目，如长跑、球类运动等；年龄大、底子薄，以及病情较重的患者，宜选择活动量小、缓慢柔和的项目，如散步、慢跑等。

同时，所有的运动都应遵循这几条原则。

### 1. 趁早开始

临床上常见到这样的现象：有的患者关节破坏并不严重，但关节功能已大部分丧失；而有些患者，X线提示关节已有较严重的病变，但关节功能保持尚好。为何会存在这么大的区别呢，很大一部分原因就在于两者存在运动恢复上的差异。

我们说，类风湿关节炎不可避免会带来关节肿痛，而有的患者一痛就不敢动了，长时间让关节保持同一个姿势，继而导致肌肉萎缩，加速关节功能的退化。

正确的做法是,只要不存在严重的关节肿痛及全身症状,患者都应该时刻注意保持关节的功能,做一些针对性预防或恢复锻炼。

对于耐受的患者,运动要趁早,越早开始运动,对关节的防护效果越好。

### 2. 循序渐进

在明确运动带来的好处后,就要合理规划相关的细节,如锻炼的强度、持续时间,频率等。

一般来说,宜采取循序渐进运动法——强度从小到大,时间从短到长,次数从少到多。每次运动完,以能轻微出汗、感到适度的疲劳、2小时内能恢复为佳。

如果运动中疼痛严重,难以忍受,或者运动完肌肉力量减退、关节活动范围减少,甚至引起第二天关节症状加重,则提示运动过量,应重新规划,合理调整运动方案。

### 3. 持之以恒

常言道"一口吃不成胖子",想要预防或改善关节的运动功能,锻炼是必不可少的。然而,不能指望一下子通过大量的练习来达到立竿见影的效果,因为过量的运动不仅无法促进康复,反有可能加重关节损害。同时,若是采取"三天打鱼两天晒网"的方式来运动,也不可能收到预期的良好效果。

对待运动康复,我们要因时制宜,因人制宜,贵在趁早开始、循序渐进、持之以恒。

# 一起来，康复保健操

## 第一套 手部运动操

### 第1节 鹰爪操

- 重复以下2个动作，共做20次。
- 早晚各1次，有条件的可以中午再加1次。

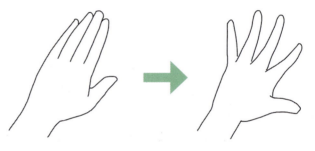

**步骤1** 先五指并拢，然后用力伸展五指，尽量让手掌和手指扩张。

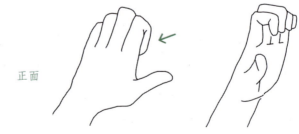

正面　　　侧面

**步骤2** 保持手指最内关节，即与手掌相接的关节的平握，握紧除拇指外的四指，状如鹰爪。在保持鹰爪姿势的状况下，适度用力，保持5秒。

## 第2节 剪刀操

■ 重复以下5个动作,共做20次。
■ 早晚各1次,有条件的可以中午再加1次。

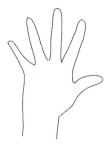

 伸展五指,尽量让手掌和手指扩张。

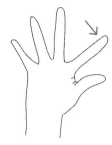

步骤2 保持手指伸展扩张,食指尽量向拇指靠近。

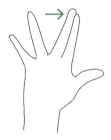

 让中指向食指尽量靠近,并拢。

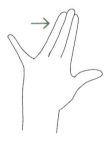

步骤4 让无名指向中指方向靠近,并拢。

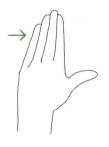

步骤5 让尾指向无名指方向靠近,并拢。

## 第3节 握拳操

■ 重复以下2个动作,共做20次。
■ 早晚各1次,有条件的可以中午再加1次。

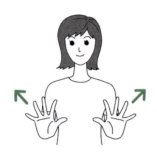
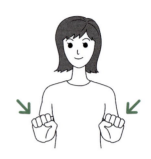

**步骤1** 用力伸展五指,尽量让手掌和手指扩张,保持3~5秒。

**步骤2** 用力握拳,保持3~5秒。

## 第4节 招财腕

■ 重复以下2个动作,共做20次。
■ 早晚各1次,有条件的可以中午再加1次。

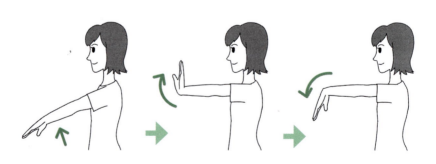

**步骤1** 向前伸展双臂,双手掌向上竖起(食指向上),适度用力,保持5秒。

**步骤2** 两手掌同时向下翻转(食指向下),适度用力,保持5秒。

## 第5节 延臂操

- 重复以下4个动作，共做20次。
- 早晚各1次，有条件的可以中午再加1次。

**步骤1** 双手向前平伸，保持5~10秒。

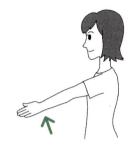
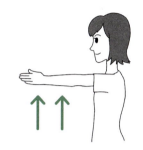

**步骤2** 双手向上举起，至双臂与地面呈垂直状态，保持5~10秒。

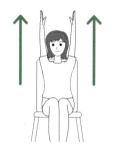
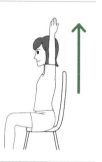

**步骤3** 双手向肩部两侧平躺下去，使双臂与肩部成一直线，保持5~10秒。

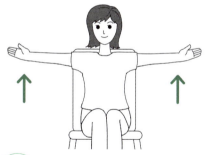

**步骤4** 双手向前合拢，至前平伸状态，恢复步骤1时的状态。

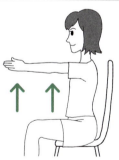

## 第二套 伸展运动操

### 第1节 呼吸运动练习
■ 2~3次为1个循环。
■ 重复5次。

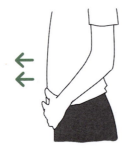
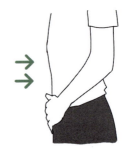

将手放在腹部。用鼻子吸气,腹部慢慢胀起。将空气吸入腹部最底。收腹,同时用口呼气。

### 第2节 肩颈关节运动
■ 重复5次。

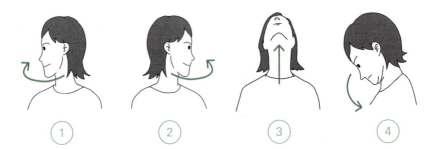

放松颈部。左右两侧轻轻转动颈部,转到最大极限时再慢慢转回中间位置。抬头仰望天空,再慢慢低下头,低头时尽量将下巴贴向胸口。

## 第3节　旋转肩膀

■ 肩膀应该做打圈状,不是上下移动。
■ 重复五次。

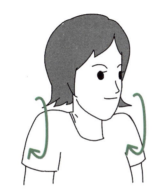

由前往后,再由后往前旋转肩膀。

## 第4节　手腕关节运动

■ 重复5次。

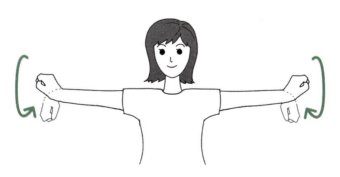

张开双臂,直到与肩膀同一水平高度,握拳并旋转手腕。

## 第5节 脊椎关节运动  ■重复5次。

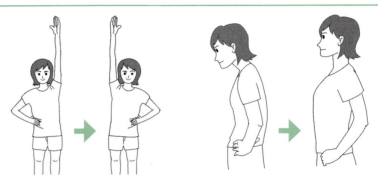

步骤1 双脚打开，将右手放在腰部，保持下肢不懂，举起左手，右手慢慢将腰部向左边推。

步骤2 慢慢返回到中间位置，将左手放在腰部，举起右手，左手慢慢将腰部向右手边推。

步骤3 双手叉腰，将背部拱起，返回中间位置再打开胸腔。

## 第6节 放松盆骨运动  ■重复5次。

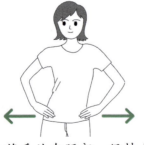 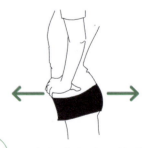

步骤1 先将手放在腰部，保持上身挺直，然后慢慢将盆骨左右移动。

步骤2 再将盆骨向前后移动。

## 第7节 上身伸展运动

- 重复5次。
- 放松上身即可,无需强行将双手贴到地上。

### 步骤1

打开双脚,然后慢慢将双手提高,尽量将上身拉起。

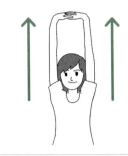

### 步骤2

慢慢将腰部转向左边,再返回中央。转向右边,再返回中央。

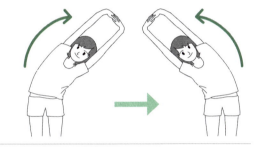

### 步骤3

慢慢将身体向后仰,返回中间。将身体向前仰,返回中间。

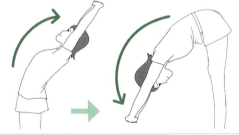

### 步骤4

打开双脚,举起左手,上半身向右下弯,慢慢返回中间,再举起右手,上半身向左下弯。

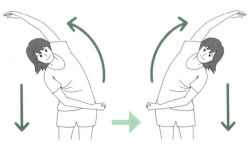

## 第8节 脚部关节运动

■重复5次。

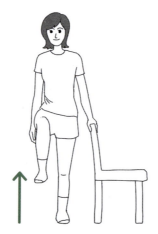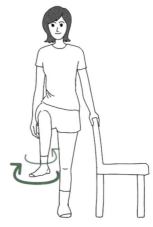

**步骤1** 首先将右脚提高,右足由右边转向左边,再由左边转向右边,放下。左脚重复动作。

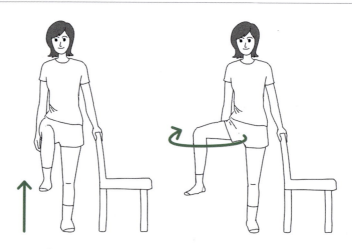

**步骤2** 先将右脚提高,向右边打开,不要转动盆骨,再回到中间位置。左脚重复动作。

# PART 3 起居篇

## 改造你的**居家环境**

得了类风湿关节炎,往往会伴随不同程度的关节功能障碍,轻者手脚不灵活,重者活动受限,严重者还会导致残疾。患者为此大大减少了户外活动量,多数时候都待在家中。基于此,非常有必要打造一个适合类风湿关节炎患者的居家环境,从客厅到卧室,到厨房、卫生间,都宜做出合理的布局或改建。

### 防滑倒,第一要事

类风湿关节炎患者中,相当一部分合并有骨质疏松,加上关节本就存在的病变,使得他们比健康人群更不耐摔。防摔倒,成为日常生活的重要注意事项。

导致摔倒的危险因素,最常见的有湿滑或不平的地面、非防滑的小块地毯、高低不平的门槛等。比如:客厅的抛光砖地面、卫生间潮湿的地板,茶几下或门口铺的小地毯和踩脚布,以及受潮后拱起的木地板等,都容易让人一不小心就摔倒、滑到或绊倒。

简单的做法是:保持地板干燥,卫生间干湿分区,把沐浴区单独隔开,踩脚布采用反面有橡胶防滑的那种,不平的地面要及时整改。

平时在家里走动时,患者最好穿上摩擦力大的运动鞋,洗澡时穿的拖鞋鞋底要有一定硬度,不能太软,大小要合脚,特别要注意前面部分不可太长，鞋底要有足够的摩擦力，最好选择带通透孔鞋底的，可以及时排出水分。

有时，浴缸底部弧形的拐角也是滑倒的危险因素。因此，一般不建议患者使用浴缸，最好采用专用的淋浴椅或凳进行淋浴，并在淋浴处和坐便器旁安装扶手（最好是"L"形），以策安全。

家具的摆放也必须恰当，使用家电时，要注意导线不要拖放在地面上，以保证过道通畅，方便患者通过，避免绊倒。

## 小细节，安全舒适

家居摆设若能注意细节，还可让患者生活得更省力，更舒适。

比如，玄关处，在鞋柜旁安设一张专门的换鞋凳，以供患者换鞋时用，并将常穿的鞋子放在中间的位置，方便拿取。

客厅里，不用的杂物尽量集中安放在杂物柜，常用的物品尽量放在容易拿取的位置。

卫生间里，每天会用到的水杯、毛巾、牙刷等，尽量放在伸手可及的地方，而不是放在那些太高或需要深弯腰才够得着的地方。

卧室里，床的高度与椅的高度标准相同，可通过床垫来调整。床垫软硬适中，边缘要水平，太倾斜的话，患者容易摔倒。

日常使用的座椅，无论是客厅的餐椅还是书房的桌椅，最好都是带扶手的靠背椅，高度以坐位时膝关节屈曲90度，足底刚好着地为宜。低矮而软陷的沙发在站起时，需要耗费更多的肌力，动用更多的关节，故不适合患者使用。

同时，家居的采光和照明也很重要，太弱可能导致患者看不清而摔倒，太强和反光也会令人不适。房间里最好安装一盏温和的床头灯，开关触手可及，方便患者夜起。

此外，如果患者关节破坏严重，已丧失独立行走的能力而需要乘坐轮椅的话，门在打开时能通过的宽度不能小于0.75米，厕所内应有1.5米×1.5米的空间供轮椅活动。

# **好习惯**，保护你的关节

常言道"七分调养三分治"，类风湿关节炎也是如此。日常的一些行为或习惯，往往会在不经意间默默影响到病情的进展。这就提示我们要做个生活的有心人，随时随处从细节入手，呵护好自己的关节。

## 感知冷暖，留意天气变化

类风湿关节炎与气候变化有着非常密切的关系。不少患者都称自己是"气象站""晴雨表"，只因为一变天，甚至赶在变天之前，身体的关节就会有所反应。尤其在阴雨、寒雪、湿冷的日子里，关节的肿胀和疼痛会分外加剧。因此，防寒保暖成为患者的日常课题，每天都最好关注天气预报，留意未来 24 小时甚至一星期内的气候变化。

天气不好时，尽量减少外出，避免直接暴露在各种风寒暑湿的环境下。夏季炎热时，最好用蒲扇送风，少用空调和电风扇，更不要让这些人造风对着身体直吹；外出在公共空间不可避免冷气时，最好穿薄点的长衣长裤或带一条围巾、披肩等，防止身体着凉。冬季寒冷时，根据气温及时添加衣帽，穿得暖一点，同时，房间最好安装采暖设备，以保证舒适的温度。

## 讲究卫生，合理搭配着装

类风湿关节炎患者卧床休息的时间多，当身体分泌的汗液、脱落的皮脂、皮屑等混杂在一起时，常导致不良气味，还容易引起毛孔的堵塞。为了维护清洁，患者最好能坚持每日洗澡，勤换衣服、被褥，遇上好天气,不妨和衣被们一起在太阳下舒舒服服地晒一晒。

同时,患者由于免疫力紊乱,往往体质低下,发生感染的概率也比常人要高。日常生活中,要注意每日刷牙,饭后漱口,预防口腔感染;也要根据天气变化搭配好着装,提防感冒。

具体到衣帽鞋袜,宜以材质舒适、方便穿脱为佳,这样一来,带纽扣的、系带烦琐的,就不如拉链款的好;冬天的衣服以保暖为要,但不能太厚,以免加重关节负担,轻巧的羽绒胜过沉重的大衣;日常的鞋子既要穿起来舒服,还要走起来防滑,硬底软帮鞋是最好的选择;袜子要买质量好点的,如纯棉、精梳棉、羊绒袜等,以免上汗臭脚。

## 规律作息,保证优质睡眠

类风湿关节炎患者常因身体症状而扰乱了作息秩序,时而因全身疲劳起不了床,时而又因关节疼痛睡不着觉,该怎样重新进行规划呢?

一般来说,当病情处于活动期时,就要多休息,以消除疲劳、减轻发炎关节的疼痛,但要以间断性的短时间休息为好,适时轻微舒展或按压四肢,以免因长期卧床而加速关节功能衰退。当疾病处于缓解期后,就要通过积极的运动来强壮肌肉,改善关节活动度了。这时,患者的进餐、用药、锻炼、劳作、睡眠等,都应进行科学合理的安排,形成习惯,养成规律,于疾病的康复而言,具有非常积极的作用。

特别值得注意的是睡眠。一方面,好的睡眠习惯可使患者消除疲劳,重新获得体力和精力;另一方面,患者又常因为身体疼

痛、精神上的负担而影响到睡眠质量,在此提供几条小建议:

(1)根据身体的情况,每天适度运动一小会儿。

(2)睡前半小时泡脚,喝杯热牛奶,听点舒缓的音乐。

(3)睡时放松心情,丢却烦恼,多想一些美好的事情。

(4)保持卧室清洁、安静,远离噪音,避开光线刺激等。

## 劳逸结合,巧妙规划家务

疾病或多或少会影响生活的正常步调,但这并不意味着患者社会功能的丧失。通常,经过积极正规的治疗,患者是完全能够控制临床症状,长期保持关节功能,像正常人一样回归到工作岗位上的。只是,这个过程不能急,一定要等身体恢复得足够棒,才能重新胜任劳作。

做自己喜欢或擅长的工作,往往能带来无比的激情和干劲,将精力专注其中,还能让人忘却一时的病痛,帮助身心积极康复。不过,凡事有个度,若遇上长期加班、出差等情况,最好向同事和领导说明清楚身体的情况,征得谅解,不要硬撑或逞强。

对于家庭主妇,家务活忙起来若没完没了,也会给身体带来不小的负担。如果只是简单的扫地、擦桌子、叠被子等,适度做一些,可当作一种锻炼。但如果是大宗购物、晒被子、搬家具等力气活,就不要自己上,要么由家人来分担,要么请钟点工代劳。做家务时,尽量多用温水,少碰凉水,不可避免要洗碗或搓衣服时,最好戴上防水手套。此外,即便体力允许,一次家务时间也不要太长,可以边做边休息,慢点来。

# 这些矫正装置，你可能用得上

在类风湿关节炎的病情进展中，不少患者会出现关节活动受限，还可能发生关节变形。为预防或纠正这一不良后果，可根据不同的发炎部位，使用相应的矫正装置。

这些装置主要是通过对关节的固定或支撑，来起到阻止及矫正关节变形，并适当减轻疼痛的作用。虽然在药店、网络商城、体育用品器械店都有可能买到这些装置，但最好，你还是先咨询主治医生，由医生根据你的病情来判断，如确有必要使用，再推荐购买。

## 生活中常用到的矫正装置

### 手的矫正

| 针对天鹅颈畸形 | 针对尺偏畸形 | 针对手腕关节 |
|---|---|---|
| 可矫正手指变形为天鹅抬头的状态。 | 预防除拇指以外的四指朝向小指方向发生偏斜。 | 为松紧式绷带，可固定手腕等关节。 |

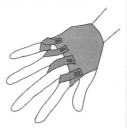
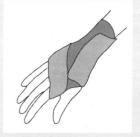

## 脚的矫正

### 脚底板

可适度缓和因脚趾变形产生的疼痛，使步行变得轻松一点。

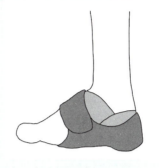

## 膝关节的矫正

### 护膝装置

缓解步行时膝盖的疼痛，防止膝关节变形。

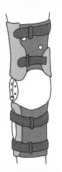

## 颈椎的矫正

### 颈椎领

能固定颈椎，防止颈椎因错位而引起神经受压迫，继而导致的疼痛与麻痹。

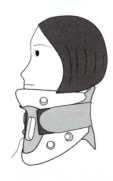

# PART 4 ▶ 心理篇

## 接受疾病,做回平和的自己

生老病死,于每个人都是生命中不可承受之重。原本美好的生活,突然遭到"类风湿关节炎"的袭击,患者的内心想必是非常痛苦的。

一方面,类风湿关节炎轻则致痛致肿,重则致残致死。无论是肌肉酸痛、疲乏无力、持续低热等全身症状,还是局部关节的肿胀、僵硬与疼痛,抑或是心脏、肺、肾等器官的病变,都会在一定程度上夺走患者的健康和活力,使其在病情活动期不能像正常人一样生活。尤其当患者的关节功能受限到一定程度时,甚至生活不能自理,随时需要家人的照料与看护,如此一来,不但生命的质量大大降低,也给家庭的人力、财力造成较重的负担。

另一方面,身体长期处于不良状态时,容易造成情绪上的消极影响。作为一种慢性疾病,类风湿关节炎带给患者的疼痛既是一种躯体反应,也是一种心理体验,患者因各自的心理状况、社会文化背景,以及对疼痛耐受性等的差异,会产生诸如紧张、焦虑、抑郁、恐惧等一系列不同的情绪反应。而长期持久或激烈的情绪刺激又会导致神经系统和内分泌功能的紊乱,使得免疫功能下降,躯体疾病进一步加深。

由此可见,若是对疾病没有一个正确的认识,患者很容易被类风湿关节炎打败,陷入躯体和心理相互影响的恶性循环。

为此,在治疗类风湿关节炎的漫长过程中,除了常规的用药外,还需要积极加强心理建设。要学会在病痛的折磨中冷静下来,理性地告慰自己:疾病是命运赐予的不可抗拒的"礼物",坦然面对,尝试与之共处,余下的岁月,照样可以活出精彩。

## 自我观照,平复情绪

不少患者或许有过这种体验:当身体某个部位感到疼痛时,把注意力集中起来观察这个"疼痛":疼痛的具体位置,疼痛的程度,程度的变化……不知不觉中,时间一秒秒流逝了,疼痛感似乎有所缓解。

其实,上述方法不但能用来对付身体症状,当患者的内心被愤怒、嫉妒、恐惧、烦躁等不良情绪困扰时,也可以采用同样的观察法来与之对峙。

拿患者最常见的负面情感——恐惧来说。恐惧有一个从酝酿到爆发的过程,就像着火,开始只是几颗小火星,后来发展成火苗,风一吹,越烧越猛,成为一场大火。最初,患者恐惧的可能只是身体已表现出的症状。由症状再联想到病情的发展,不少患者忍不住会做最坏的打算,紧接着,那些畸形、残缺甚至死亡的画面——浮现出来,患者的心就被深深的无助、恐惧、绝望等情绪所笼罩了。

殊不知,仅仅是正规用药,就能将眼前的症状控制好,又何来后续的那么多隐患呢?所以患者在陷入情绪的牢笼时,一定要善于自我观照,及时在不良情绪的火星或火苗刚起时,就把它扑灭,这样,心情就马上能复归平静。

其他情绪也是一样,不要被它们控制,正视它们,必要时,请反复告诫自己：我得的并不是绝症，只要积极寻求正规治疗，就能最大限度地保留关节功能，能正常地学习、工作、结婚、生子，过正常人的生活！

## 积极改变，当下开始

当然，患者的情绪不可能全然平静，总是难免随病情的进展而变化。比如，症状刚刚好转时，会有胜利的喜悦；然而一种症状刚消失，说不定另一种症状又出现了，于是又开始焦虑不安；或者，沉默良久的病情突然复发，原本松弛的心弦又紧绷起来，进入反复亢进的拉锯战……这些情况下，除了常规用药，尽可能地保持稳定良好的心态，患者还宜尝试在日常生活中进行一些有利改善心情的行为调整。

(1)积极反思。生病使人把匆匆的脚步慢下来，审视自己生命的误区与盲点。为什么会遭遇病苦？是否有一些不良的生活习惯，比如抽烟、喝酒、熬夜？古人讲身心合一，身体的问题，是否在暗示我们的心性也出了毛病，比如爱发脾气、抱怨嫉妒、心胸狭隘、自私自利等等？

(2)懂得感恩。无情的病痛能让人意识到内心深度的脆弱与无奈，意识到每个人都离不开他人的关爱与帮助，意识到自己的生命一路走来，仰仗的是无数人真诚相助的恩情。由此，医生的叮嘱、护士的关切、家人的陪伴，都变成无比温暖的慰藉，感恩的心油然而生。

(3)学会分享。疾病状态下，患者终于能从平日繁忙的日子中抽身，体会到闲下来的好处，这倒也并非是一件坏事。也许躺在医院病床上会觉得无聊，别担心，去和患有相同疾病的人多交流吧，他们是你的同盟军，能理解彼此心绪的起伏，真诚地相携而行，能增强战胜类风湿关节炎的斗志。

(4)培养兴趣。认真对待每一个治疗步骤之余，也别忘了试着去培养一些新的爱好，朗读、养花、书法、音乐、写日记等等，世界上纯净而美好的事物那么多，都可以向人传递快乐，让人变得满满正能量。

# PART 5 ▶ 生育篇

## 得了类风湿关节炎，能**要宝宝**吗

由于类风湿关节炎可发生于任何年龄，以 30~50 岁为发病的高峰，而且女性的患病比例是男性的 2~3 倍，不难推断，患者中有相当一部分是正处于生育年龄的妇女。

对于有生育愿望的女患者，她们往往疑虑重重，最关心的问题莫过于得了类风湿关节炎，会不会影响怀孕？怀孕又会不会使病情加重？

### 怀孕能治类风湿关节炎？

类风湿关节炎这个病本身对患者的受孕能力影响不大，且 54%~90% 的患者怀孕后，病情会好转，尤其在妊娠的头 3 个月。甚至，有患者的病情因怀孕而自行缓解，此时药物用量可以适当减少，部分患者还可完全停药。这就是很多人说的"怀孕能治类风关"。

为何会有这等好事？这可能与妊娠期间，体内激素和细胞因

子的变化有关。但也有大约四分之一的患者在孕期,病情依旧保持活动状态,并无改善。

遗憾的是,几乎所有类风湿关节炎患者在产后6～8个月内,病情会复发或加重(多数在产后1～4个月内复发)。因此,尽管妊娠对缓解类风湿关节炎的病情有好处,但患者怀孕仍应慎重。

## 妊娠时机,该如何选择

除了对自身病情的影响,类风湿关节炎患者在决定怀孕之前,还应考虑另外两个层面的因素。

一方面,类风湿关节炎疾病本身对妊娠及分娩有影响,它可增加患者子痫前期或妊娠期高血压的风险,使早产增多,剖宫产率增加;亦可增加胎儿窘迫、胎儿生长受限的风险。另一方面,治疗类风关的药物对孕妇及胎儿有潜在影响,须将对妊娠有不利影响的药物停用足够时间后,方可妊娠。

因此,类风湿关节炎患者在计划怀孕前,应找专科医生评估病情;若病情活动伴严重关节外症状,如发热、贫血、血管炎、心肺疾患等,应暂时避免妊娠,先接受正规的抗类风湿关节炎治疗。

经过充分治疗,病情缓解后,应停用可能影响胎儿的药物足够时间,如甲氨蝶呤须停3个月以上,然后才考虑怀孕。

这时的备孕效果是最为理想的——孕期病情复发的机会小,孕期日子会过得舒服些。

只不过,要达到病情缓解并不是一件容易的事,有时连医生也无法把握。另外,有一些患者基于自身年龄、家庭状况等多方面的因素,在病情未达到缓解标准的情况下,也不得考虑生育。此时,若调整好药物,病情稍稳定后,该停的药停了足够的时间,即使仍有轻度病情活动,怀孕也还是可行的。

## 生育后,病情会反弹吗

分娩后,随着体内性激素的变化,病情复发的可能性很大。

通常,患者多数在产后 1~4 个月内复发,也有的在 4~6 个月后复发。复发者中,一部分患者病情较生育前更为严重。

对此,要加强治疗,增加药物种类和剂量。如果怀孕期间服用有效的药物,此时已不足以控制病情,那么就要在停止哺乳的前提下,重新开始服用甲氨蝶呤、来氟米特等较强有力的改善病情抗风湿药,以求尽快控制病情。

幸好,类风湿关节炎的治疗药物种类很多,医生和患者都有充足的信心应对疾病的复发。

# 怀孕用药，大有讲究

妊娠用药，素来就是敏感话题。类风湿关节炎患者尤其不可贸然行事，在怀孕、分娩的前前后后，一定要请医生帮助调整用药，以确保孕妇和胎儿的健康。

## 用药红灯区，禁止使用

类风湿关节炎妇女在备孕时，需要停用的常见的抗风湿药包括：甲氨蝶呤、来氟米特、雷公藤多苷片、昆明山海棠，某些生物制剂如托珠单抗等。其他少用的抗风湿药，如环磷酰胺、沙利度胺等，因可能致畸而需停用半年。

**甲氨蝶呤** 是治疗类风湿关节炎最常用、有效和经济的药物，但大剂量甲氨蝶呤会有堕胎作用，所以怀孕时肯定不能用该药。不仅如此，因甲氨蝶呤在肝脏的聚积时间较长，故怀孕前至少3个月就该开始停药，留足时间让其排出体外。停药后，要补充叶酸每天5mg（而不是0.4mg）直至妊娠3个月。

**来氟米特** 动物实验发现此药的代谢物有致畸性。由于它需要长达两年时间才能从体内清除，因此，怀孕前光停药还不够，还需要考来烯胺（消胆胺）以促排泄。服法是一天3次，每次8克（2包）共服11天。不少患者反映，考来烯胺单纯用开水冲服，很难下咽，用西柚汁或其他果汁冲服，口感会好些；更有患者独创服用方法，用少许水将药粉和成药丸吞服。

**雷公藤多甙片、昆明山海棠** 可能对性腺有一定的抑制作用，使患者不易受孕，甚至出现卵巢早衰，因此不主张未生育者使用。备孕前，一定要及时停用，如已有月经不规则者，及时请妇科或产科医生诊治。

**托珠单抗**　生物制剂中的托珠单抗在我国的应用逐渐增多。由于不清楚这一药物是否对胎儿有长期影响,所以,一般认为确定备孕后,需停用 3 个月后方可怀孕。

**双膦酸盐类药物**　如阿仑磷酸盐。这类药物是用于预防骨质疏松的,由于类风湿关节炎本身及治疗所使用的激素均可导致骨质疏松,所以治疗期间,医生常会开这类药。一旦怀孕,则应停用。

## 用药黄灯区,限制使用

**非甾体抗炎药**　包括塞来昔布、美洛昔康、洛索洛芬、双氯芬酸、布洛芬等。在妊娠早期使用,有轻度的致胎儿先天畸形和流产的危险;妊娠晚期使用,则有致动脉导管早闭及其他并发症的危险。因此,类风湿关节炎孕妇,尤其在妊娠早期及晚期,必须严格限制使用非甾体抗炎药,尤其是选择性 COX-2 抑制剂(如塞来昔布、依托考昔等)。

一般而言,怀孕的头 3 个月不主张使用;中孕期间(即第 4~6 个月)若关节较痛,可酌情使用,并优先选择半衰期短的药物(如洛索洛芬)。分娩前 6~8 周,最好是妊娠 32 周后,停用一切非甾体抗炎药。

**TNF-α 拮抗剂**　国内已上市的有英夫利昔单抗(infliximab,IFX)、阿达木单抗(adalimumab,ADA)和依那西普(etanercept,ETA)。以往由于缺乏证据(而非基于风险),推荐妊娠期及哺乳期避免使用 TNF-α 拮抗剂。但在妊娠 16 周前,使用 TNF-α 拮抗剂理论上是安全的,且目前已有较多的妊娠期使用证据。

对于受孕前或妊娠期的女性患者,基于 IFX 具有较高的生物利用度和胎盘转运率,建议妊娠 16 周后避免使用,之后若因疾病活动而继续用 IFX 治疗,则在婴儿出生后 7 个月内避免使用活疫苗;ADA 和 ETA 可继续用至妊娠中期结束。妊娠晚期,IFX、ADA、ETA 都应避免使用。对于男性患者,受孕前可使用 IFX、ADA 和 ETA。

## 用药绿灯区,仍可使用

**柳氮磺吡啶** 不增加胎儿的发病率及死亡率,孕期使用是安全的。但由于它可抑制叶酸合成,从而导致胎儿神经管及心血管发育缺陷、口腔畸形等,因此,服用期间,孕妇应常规补充叶酸。此外要注意,该药可能会影响男性精子质量与数量,故男性患者备孕有时需停药约3个月。

**羟氯喹** 尽管说明书中叙述此药怀孕期间应慎用,但目前循证医学证据表明,此药对胎儿是安全的。

**糖皮质激素** 可用于妊娠期患者的治疗。常用的糖皮质激素中,泼尼松和甲泼尼龙小剂量使用时一般不通过胎盘屏障,会经胎盘代谢而失活,留在胎儿体内的浓度仅相当于母体剂量的10%,因而对胎儿是安全的。

有10%~25%的患者在妊娠期间可出现急性关节炎发作或病情加重,此时,可口服泼尼松(每日5~10毫克)或将原来剂量稍加大。对于肿胀明显的关节,可行关节腔内注射糖皮质激素(如复方倍他米松注射剂)。此时能否服用非甾体抗炎药,需视妊娠阶段考虑,尤其是选择性COX-2抑制剂,使用要慎重。

需注意的是,妊娠期间用激素控制类风湿关节炎症状时,不要用地塞米松,因地塞米松通过胎盘的比例大,可在胎儿体内达较高浓度。孕妇服用地塞米松的作用多在于治疗胎儿疾患方面,如肺成熟障碍。

另外,由于激素可能会增加胎儿腭裂的风险,因此应避免在妊娠前3个月大剂量使用激素(相当于每天每公斤体重服用泼尼松1~2毫克)。妊娠中晚期长时间服用激素,会增加妊娠糖尿病、高血压、水钠潴留、胎膜早破及骨质疏松的发病率,要注意监控,并早期处理。

# 生完宝宝后，能哺乳吗

生完宝宝后，随着体内性激素水平的变化，产妇复发类风湿关节炎的可能性非常大。尤其是哺乳者，在产后 1～4 个月内，病情复发的危险性较非哺乳者更为高。因此，要尽快复诊，在了解自身病情的前提下，制定相应的治疗方案。

同时，治疗期间，产妇乳汁中所含有的不同浓度的药物成分，可能对婴儿造成不良影响，故在选择用药，以及是否继续哺乳的问题上，就要全面了解，慎重考虑。

一般而言，多数非甾体抗炎药可用于哺乳期，但会增加新生儿患黄疸和核黄疸的风险。如病情需要，最好使用半衰期短的药物（如布洛芬），或改用小剂量激素。

由乳腺分泌或经乳腺摄入的激素，在乳汁中含量很低，低于母体剂量的 0.1%，低于婴儿内源性激素量的 10%。因此，服用小剂量激素的类风湿关节炎患者哺乳，对婴儿是安全的。

如果服用激素的剂量较大，如泼尼松每日剂量超过 20 毫克，则应服药 4 小时后再哺乳。如此便可将婴儿在乳汁中摄入的激素含量降至最低，以减少药物对婴儿的影响。

甲氨蝶呤、来氟米特等改善病情抗风湿药能随母乳分泌，故哺乳期禁用；柳氮磺吡啶在乳汁中的浓度可以忽略不计，可在哺乳期安全使用；另外，哺乳期也可继续服用羟氯喹。

对于 TNF-α 拮抗剂，婴儿经母乳吸收的药物极少，尚未发现母乳喂养的婴儿有不良反应，故哺乳期的女性患者可使用 IFX、ADA 和 ETA。

值得注意的是，若类风湿关节炎病情活动明显，症状难以控制，则应停止母乳喂养，严格接受正规的改善病情抗风湿药治疗。

# 经典答疑

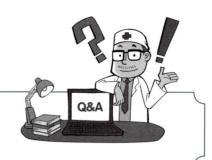

### ◆吸烟会引起类风湿关节炎?

**问:** 我是个"老烟枪",吸烟史快有20年了。前不久,我因关节疼痛等到医院就诊,医生在做了检查后,询问了我的病史,说吸烟会引起呼吸系统、消化系统以及内分泌系统等疾病,同时还会引起类风湿关节炎。吸烟引起呼吸系统疾病我可以理解,但我不明白,吸烟怎么会引起类风湿关节炎呢?

**答:** 吸烟确实可引起类风湿关节炎。据国外有关专家一项新的研究结果显示,吸烟会使男性患类风湿关节炎的危险增加一倍。

美国斯坦福大学的研究人员,将1095名先前被确诊为类风湿关节炎的患者与1530名健康成年人进行了对比。结果发现,与从不吸烟的男性相比,以往曾有吸烟史的男性患类风湿关节炎的危险会增加一倍。

此外,科学家发现,只有那些类风湿因子呈阳性的男性才会存在上述相关性。类风湿因子存在于类风湿关节炎患者的血液中。研究人员指出,以前的研究显示吸烟会促进这种抗体的产生。

类风湿关节炎与更常见的骨关节炎不同。骨关节炎是由于关节随着年龄增长而过度磨损造成的,类风湿关节炎的病因则是机体免疫系统发生错误,对关节内的滑膜进行了错误的攻击,从而出现关节炎症、僵硬和畸形。所以建议戒掉吸烟这一不良生活习惯。

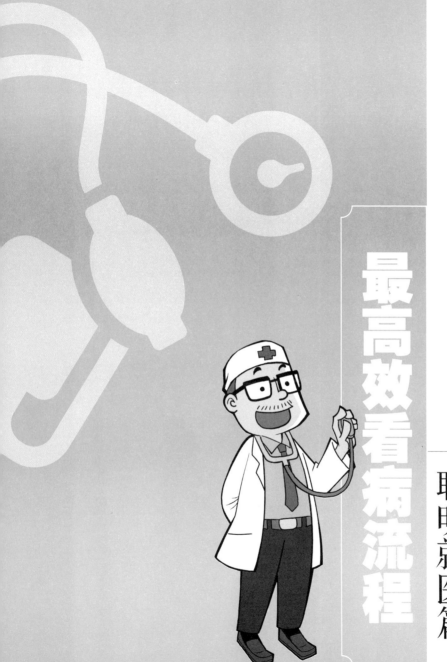

# PART 1 ▶ 这样就诊最高效

## 就医，找对门路

看病是个技术活，由于类风湿关节炎具有病程长、反复发作、晚期致残的特点，因此早诊断、早治疗对于控制病情和改善预后极其重要。

遗憾的是，人们对类风湿关节炎的认知度较低，就医过程中常走了不少弯路，以致延误诊断、治疗不当的现象十分普遍。

在此，我们强调患者一定要学会找对门路，科学就医，尽早接受规范化的治疗。

### 找到正规的医院

类风湿关节炎症状初起时，患者往往不知所措，并不知道是怎么回事。针对关节的肿胀、疼痛，以及身体的低热等症状，有相当一部分患者，要么根据以往的生活经验上药店买点消肿止痛药；要么就近去一些私人诊所等，匆匆接受并不规范的治疗；更有甚者，感觉症状并没有很严重，就生生硬扛。

这些，都是错误的做法。一切关于身体健康的事都是大事，正确的做法，是首选正规医院。比如在一二线城市，可选择三级甲等医院；在小城市或县城，可选择当地正规的综合性医院；在郊区或乡镇，如果条件允许，可进城看病，选择合适的公立医院。

类风湿关节炎不是个容易诊治的疾病，因此，就诊医院很重要。

## 找到专业的科室

去了医院,该挂哪个科就诊呢?据最近一项对类风湿关节炎诊治现状的调查发现,多数患者要么挂骨科,要么挂普通内科,首次就诊选对了科室——风湿(免疫)科者,仅占 23.5%。

这里面的原因,一部分在于患者之前没得过这个病,身边也缺乏相关的疾病案例,对这个病本来就不甚了解,只凭身体症状来臆断;还有一部分则是源于风湿(免疫)科自 20 世纪七八十年代才在我国正式起步发展,目前,国内仍有不少医院并未设立该科室,甚至部分大医院也未设立风湿(免疫)学科,从而使得不少患者"求医无门"。

幸好,目前大多数三甲医院都开设了风湿(免疫)科,类风湿关节炎作为风湿科最为常见的疾病,在该科室里患者集中,能得到专业医生最为先进与规范化的治疗。这也是为什么我们强调在条件允许的情况下,最好能选择正规的大医院和专业的科室。

## 找到合适的医生

大医院往往人山人海,患者众多,挂号不是件容易事;如果想挂专家号,更是难上加难。那么,专家号是否一定就好过普通号呢?

一般来说,患者在大医院首次就诊时,多没做过正式检查,或只在基层医院做过最基础的检查,所以不一定非要挂专家门诊。为了提高效率,不妨先挂一个风湿专科号,把首次就诊该做的相关检查项目一一做完即可。

之后,若能挂上专家号最好不过,记得带齐所有的检查报告,让专家一目了然,给出明确的诊断和决策性建议。若没有挂到专家号,也不必太在意,毕竟,能进正规医院风湿(免疫)科做医生,肯定具备了过硬的专业知识和技能。

# 提高门诊就医效率的5个技巧

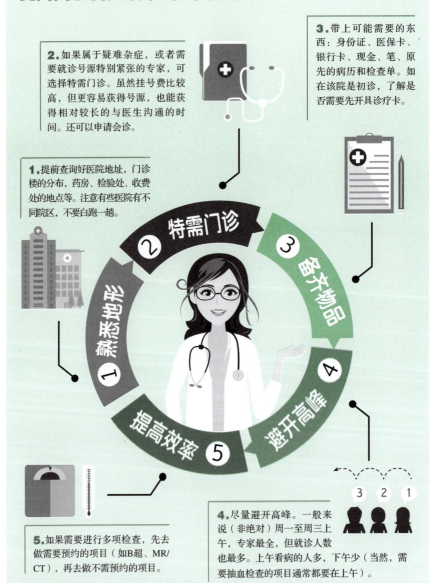

1. 提前查询好医院地址，门诊楼的分布，药房、检验处、收费处的地点等。注意有些医院有不同院区，不要白跑一趟。

2. 如果属于疑难杂症，或者需要就诊号源特别紧张的专家，可选择特需门诊。虽然挂号费比较高，但更容易获得号源，也能获得相对较长的与医生沟通的时间。还可以申请会诊。

3. 带上可能需要的东西：身份证、医保卡、银行卡、现金、笔、原先的病历和检查单。如在该院是初诊，了解是否需要先开具诊疗卡。

4. 尽量避开高峰。一般来说（非绝对）周一至周三上午，专家最全，但就诊人数也最多。上午看病的人多，下午少（当然，需要抽血检查的项目通常都要在上午）。

5. 如果需要进行多项检查，先去做需要预约的项目（如B超、MR/CT），再去做不需预约的项目。

# 预约挂号，这样最方便

## 挂号方式多样选

利用各种各样的互联网或移动互联网工具进行预约挂号，不仅会节省大量排队挂号的时间，一些难得的号源也有更大的机会获得，而且，预约方式通常可以具体到时间段，可以更自由地安排就医，减少与工作生活的冲突。

## 预约挂号要注意的问题

◆ 注意医院号源放出的时间，不同挂号平台会有不同的放号时间，错过这个时间段，一些抢手的号源会更难得到。

◆ 注意不同预约方式的有效预约时间，如提前一周或两周。

◆ 知晓不同预约方式的服务时间。部分网络预约是 24 小时，也有一些夜间（00:00~07:00）停止服务。

◆ 不要失约。如有特殊情况，要提前取消。

◆ 有不同院区的医院，预约时应该看清楚医生出诊地点。

◆ 一些预约方式仅支持有该院诊疗卡者，初诊者可以尝试别的方式。

◆ 如果是首诊患者或是需要全面复查的患者，由于可能需要检查血糖、血脂、肝功、肾功、血沉、腹部 B 超等多项指标，就应当空腹去医院。建议就诊前一天 20:00 起禁食，就诊当天选择 8:00~9:00 时段空腹就诊。

◆ 复诊的目的如果只是取药，可以在家正常服药和进餐之后再去医院。

◆ 对自己病情变化的新情况，如头痛、头晕、手足发麻、胸闷、心悸等以往没有的症状，何时出现，应做好详细记录。

## 常用预约挂号方式一览（广东省）

**网络平台**

**广州市卫生局统一挂号平台：** http://www.guahao.gov.cn。
**医院官方网站：** 部分医院官网开通预约功能，一般在医院网站首页。
**第三方网络挂号平台：** 健康之路、挂号网、医护网等。

**电话**

**健康之路：** 400-6677-400。
**电信：** 114。
**移动：** 12580。

**微信平台**

**医院微信公众号：** 关注就诊医院微信公众号服务号便可预约。
打开微信APP"微信→钱包→城市服务→挂号平台"。

**支付宝平台**

打开支付宝APP"支付宝→城市服务→挂号就诊"。

**医院官方APP**

目前仅有部分医院开发了相应APP。
第三方挂号APP及其微信公众号、微医APP及其微信公众号、160就医助手APP及其微信公众号、翼健康APP及其微信公众号。
不同服务平台号源不一，可作不同尝试。

**现场预约**

各医院门诊预约挂号人工服务台方式与一般现场挂号相似。
各医院门诊**挂号自助机：** 需要注册或办理诊疗卡，兼具付款以及验单查询功能。
"微导诊"现场扫码预约。

**诊间预约**

需要复诊的患者可以现场让**医生预约**下一次就诊时间。

# 初次就诊，学会与医生沟通

在大医院看病，无论此前为挂号和候诊耗费了多少时间精力，去到诊室里，你能与医生面对面交流的时间，都有可能只在短短几分钟内。如何利用好这几分钟，完成与医生之间最有效的沟通，这很大程度，取决于你的准备。

## 医生的这些问题，你要心中有数

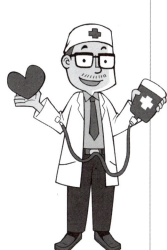

◆ 一般情况：

年龄；

性别；

职业；

平时生活习惯；

家族健康情况。

◆ 发病情况：

症状；

发作部位；

发作的时间、次数、持续多久；

既往是否有过类似发作，至今有何进展变化。

◆ 诊疗情况：

有无去其他地方看过；

有无做过相关检查，结果是什么；

有无做过相关治疗，效果如何；

目前有无服用相关药物，感觉如何。

◆ 其他疾病情况：

有无高血压病、糖尿病、高血脂、肾病等病史，平时用什么药；

有无婚史、生育史，以及未来对生育的规划；

有无住院史，近期有否服用何种药物。

对于上述问题，需要做到心中有数，最好能在就诊前自己列一张清单，并提前准备好答案：

◆ 发病时以及发病后是否接受过治疗，什么治疗，以及治疗效果。

◆ 是否还有其他疾病？为了治疗这些疾病，是否服药？什么药？（如难以记录，可以带上瓶子或者说明书，或事先记录好服药情况。）

◆ 既往是否做过检查，检查报告是否还在？（收集好，并按时间顺序排好装订，不要随意折叠，以免在就诊时翻找。）

◆ 自己迫切想问的问题，比如现在情况有多严重，关节功能如何，有无心脏、脑血管、肾脏等重要器官的损害。

## 与医生沟通时，要做有效陈述

在与医生面对面交流的过程中，患者往往感觉有一肚子的话要说，但站在医生的角度，他们最需要获取的，往往是患者对于"主诉"

和"病史"的精准陈述。所谓主诉,即迫使你就医的最重要感受或病情,以及这种状况持续的时间;所谓病史,即此次发病前前后后的经过,以及过往有无生病及住院的历史。

就诊中,时间很宝贵,所以在回答医生提出的问题时,最好简明扼要,避免重复或无效陈述。举例如下:

|  | 有效陈述 √ | 无效陈述 × |
|---|---|---|
| 感受 | 低热、疲乏、体重减轻、关节肿痛等具体感受 | 感觉不舒服 |
| 部位 | 手关节、足趾关节和膝关节等具体部位 | 到处都不好 |
| 时间 | 一个星期、一个月等具体时间 | 很久了 |
| 诱因 | 受寒、淋雨、停药等 | 莫名其妙 |
| 处理 | 吃了(贴了)叫××的止痛药(膏) | 诊所医生开的不知什么药 |

## 离开诊室前,确保这些问题已有答案

我是得了类风湿关节炎吗?严不严重?
可能是什么原因引起的?
还需要做别的检查吗?
发展下去会有什么后果?
需要怎样治疗,是吃药,还是手术?
如果要吃药,吃什么药?吃多久?药吃完了怎么办?
这个药会有明显的不良反应吗?服药有什么注意事项?
这个病会不会致残,能治好吗?要治多久?
还在服用别的药,会不会相互间有影响?
生活方面应该如何调整?
如果期间又复发了该怎么处理?
多久之后要回来复查?查什么项目?

# 复诊，要足够重视

在类风湿关节炎不能被根治的情况下，防止关节破坏，保护关节功能，最大限度地提高生活质量，是医患共同的目标。为此，在漫长的治疗过程中，患者一方面要长期服药治疗，另一方面，更要坚持随诊，定期复查，以便医生准确判断病情改变，及时调整治疗方案。

## 复查的四大目的

（1）监测类风湿关节炎病情的控制情况，判断是否达标，评定治疗效果。

（2）衡量目前所服用的药物是否带来较明显的不良反应，是否要调整用药类型和剂量。

（3）结合检查项目，观察是否有并发症，如肝脏、肾脏等功能是否受影响。

（4）了解患者是否很好地执行了生活方式的调整。

## 复诊前，做好病情记录

详细的病情记录既有利于患者对疾病自我管理，也有助于医生对病情进行合理判断与治疗。

### 记录1：压痛关节数（TJC）、肿胀关节数（SJC）、患者自评

请在下图中，就最近一周关节炎对你各方面的影响进行评分（0分代表无影响，10分代表严重影响）。

患者自评：_____

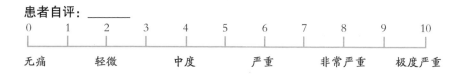

请在下图中,用红笔分别标出当前感到压痛和肿胀的关节。

压痛关节数(TJC):____　　　　　　肿胀关节数(SJC):____

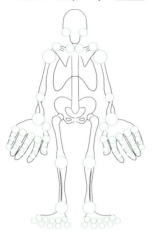
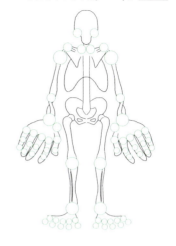

### 记录 2:健康状况评估(EQ-5D)

请在下列各组选项中,指出哪一项最能反映您今天的健康状况,并打钩。

| | | |
|---|---|---|
| 行动 | 我可以四处走动,没有任何困难 | |
| | 我行动有些不方便 | |
| | 我不能下床活动 | |
| 自己照顾自己 | 我能自己照顾自己,没有任何困难 | |
| | 我在洗脸、刷牙、洗澡或穿衣方面有些困难 | |
| | 我无法自己洗脸、刷牙、洗澡或穿衣 | |
| 日常活动(如工作、学习、做家务、休闲活动等) | 我能进行日常活动,没有任何困难 | |
| | 我在进行日常活动方面有些困难 | |
| | 我无法进行日常活动 | |
| 疼痛/不舒服 | 我没有任何疼痛或不舒服 | |
| | 我觉得中等疼痛或不舒服 | |
| | 我觉得极度疼痛或不舒服 | |
| 焦虑(如紧张、担心、不安等)/抑郁(如做事情缺乏兴趣、没乐趣、提不起精神等) | 我不觉得焦虑或抑郁 | |
| | 我觉得中度焦虑或抑郁 | |
| | 我觉得极度焦虑或抑郁 | |

## 记录3：健康评估问卷（HAQ）

请在下列各组选项中，对最符合自己情况的选项打钩，并计算最后得分。

| 在过去的一周内，您进行下述活动时： | 0=无困难 | 1=有些困难 | 2=很困难 | 3=不能完成 |
|---|---|---|---|---|
| **穿衣和洗漱（ ）** 1. 能自己穿衣，包括系鞋带和扣纽扣？ | | | | |
| 2. 能自己洗头？ | | | | |
| **起立（ ）** 3. 能从无扶手的椅子直接站起？ | | | | |
| 4. 能上床、起床？ | | | | |
| **进食（ ）** 5. 能用汤匙或叉子？ | | | | |
| 6. 能将装满水的玻璃杯送到嘴边？ | | | | |
| 7. 能使用一双筷子？ | | | | |
| **行走（ ）** 8. 能在室外平地上行走？ | | | | |
| 9. 能上5个台阶？ | | | | |
| **个人卫生（ ）** 10. 能自己擦干身体？ | | | | |
| 11. 能自己洗澡？ | | | | |
| 12. 能从马桶座上起来和坐下？ | | | | |
| **取物（ ）** 13. 能触到并取下在头顶高度约4斤半的物体？ | | | | |
| 14. 能弯腰从地上拾起衣服？ | | | | |
| **握物（ ）** 15. 能开小汽车的车门？ | | | | |
| 16. 能打开易拉罐？ | | | | |
| 17. 能开关水龙头？ | | | | |
| **日常生活（ ）** 18. 能到市场买东西？ | | | | |
| 19. 能进出汽车？ | | | | |
| 20. 能做简单家务？ | | | | |
| **最后得分 = 每部分最高分之和（ ）÷8** | | | | |

**记录4：功能状态评估**

根据下列描述，您的功能状态为 _____ 级。

Ⅰ级：能完全从事一般活动和日常活动。

Ⅱ级：生活能够自理并进行职业活动，但非职业活动受限。

Ⅲ级：生活能自理，但不能进行职业或非职业活动。

Ⅳ级：生活不能自理，不能从事职业或非职业活动。

注：一般的生活自理包括穿衣、吃饭、洗澡、梳妆及上厕所。非职业（娱乐和/或休闲）和职业（工作、上学、做家务）活动应是患者愿意的，符合年龄及性别特点的。

## 复查时，最常见的项目

复查项目是根据复查目的来开展的。

● **目的：监测病情**

项目1：抽血。

抽血检查的项目有：血沉、C反应蛋白、类风湿因子、抗CCP抗体。

项目2：X射线等影像学检查。

关节X射线检查通常每年至少进行一次，其他如CT、MRI等则视需要而定。

● **目的：监测药物不良反应**

项目1：询问近况。

复查时，医生会询问患者服药后的基本身体状况，包括身体是否出现如下不适：胃肠道反应、恶心、呕吐、皮疹等过敏表现、口腔溃疡等。

项目2：血常规、肝肾功能。

服药后1个月，监测血常规、肝肾功能（如转氨酶、血肌酐等），如无异常，可适当延长间隔时间，如2~3个月或3~6个月，一般不超过半年。

不少治疗类风湿关节炎的药物有一定的骨髓抑制及肝肾毒性，因此抽血查血常规及肝肾功能是复查的重要内容。如有异常，则需要调整药物剂量或者换药。

项目3：大便常规和潜血。

如果长期较大量服用非甾体抗炎药（扶他林、芬必得、乐松、莫比可等）止痛，需要观察是否有消化道出血。

项目4：其他。

如果长期使用糖皮质激素，则需要在上述监测的基础上，增加监测血压、血脂、血糖、电解质和骨密度等。

### 随诊最好"专一"

慢性疾病，疾病管理要重视连续性。因此，随诊最好固定一家医院。一方面，专业的医生对类风湿关节炎的治疗更有经验，而且对患者的情况比较了解，方便对患者的病情定期追踪。另一方面，不同医院检测仪器和方法可能不同，参考值也不一样，给医生判断化验结果带来困难，固定一家医院可以减少这方面的影响。

### 随诊与复查时，备齐相关资料

(1) **病历本**。保存好过去的门诊病历，切不可看一次病换一本病历。

(2) **相关的化验资料**。如查了血沉、C反应蛋白（CRP）、类风湿因子、抗角蛋白抗体谱等项目后，记得完好保存每次的化验单，以便监测病情变化，使治疗方案的调整有据可循。

(3) **辅助检查报告**。如X线检查及、CT、MR等检查，切不可因检查结果正常而扔掉，因为随着病情发展，检查结果有可能改变，完整的检查资料可以提供病情何时变化的准确时间。

(4) **住院病历**。如之前有住院，一定要把住院期间的各种检查结果，X光片、CT、MR等重要检查报告，以及出院小结复印一份，这样不仅能为医生提供参考，还可避免不必要的重复检查，省钱省事。

(5) **用药情况**。把自己目前的用药情况告知医生，可写在纸上。说不清药名时，可将药盒一起带来，医生一目了然。

# 小心,别掉进"特效药"骗局

有不少患者首次就诊时,关节已经明显变形,肿痛发展至四肢的诸多关节,疾病处于中、重度……面对医生"为什么不早点来看病"的批评,患者常常会大吐苦水:一发病就没有间断过看医生。要说自己不重视治疗,那可真冤枉啊!全国各地报纸上、电视上、网络上、广告上的"名医"全找过了,钱倒花了不少,人却越医越坏。

可见,在治疗类风湿关节炎的漫漫长路上,单单强调早期治疗还不够,更要强调规范治疗。临床上,类风湿关节炎的主要治疗药物的应用比率分别为甲氨蝶呤 41.7%,来氟米特 33.3%,柳氮磺砒啶 14.3%,羟氯喹 12.5%,尽管对于大多数患者而言,这些药物既便宜又有效,但有调查表明,患者中能规范应用这些改善病情抗风湿药者,仅占 44%。

大量患者之所以非专科就医、不规范用药,以及被误治,很大一部分原因就在于,市面上的治疗骗局形形色色、层出不穷,实在令患者眼花缭乱,防不胜防。

## 网购药,假劣最多

查询 2008—2015 年国家食品药品监督管理总局官网的"曝光台"以及"网络购药安全警示",我们能发现,涉及风湿性疾病治疗的机构、药品、仪器等的违法警示以及查处案例接近 30 例。纵观这些涉嫌宣传、销售假劣药品的网站和机构,我们可以总结出几个特点:

(1) 网站冠以"国际""国家"或名牌大学附属的权威风湿性疾病治疗机构。事实上并不存在这样的机构或者与真正的权威机构没有关系。如 2013 年查处的所谓"北京医科大学附属类风湿专科医院"网站(其违法广告销售产品为"美泰筋络");同年查处的所谓"首都医科大学风湿骨病研究院"网站(违法广告销售产品为"诺华金骨康胶囊")。

(2) 违法广告销售的假劣产品多以中成药为主。如 2013 年查处的"薏辛除湿止痛胶囊"。

(3) 针对类风湿关节炎患者长期吃药治疗产生的抗拒心理，一些治疗仪器称"不用吃药""在家治疗"，一些称"天然食品"。

(4) 假冒国外或港澳地区药品，如 2013 年查处以售卖日本"风湿骨刺丹""香港公牛牌风湿骨痛灵"的网站。

(5) 涉嫌虚假宣传，声称可"治愈"，常用"百分百有效""药到病除，无效退货"等绝对化承诺疗效语言。如 2016 年查处了由杨凌生物医药科技股份有限公司生产的"消炎镇痛膏"，该产品通过电视媒介发布虚假违法广告，宣称"当天疼痛就减轻了，一个疗程贴完活动自如，10 多年的类风湿，贴一个疗程腿就恢复了知觉"等。

## 常见治疗骗局，还有这些

(1) 利用讲座、现场免费理疗等形式，售卖违法假劣药物、治疗仪器。

(2) 以免费赠送治疗仪器为诱饵，后续欺骗患者购买药品。

(3) 通过医托，诱骗患者到没有资质的所谓"类风湿专科医院""类风湿关节炎中医诊所"就诊。

(4) 宣传售卖"纯天然""绿色"药品或保健品，实质上却添加了大剂量强力止痛药或者糖皮质激素的产品，止痛效果明显，以骗取患者的信任。

## 理性认知，掌握防骗技巧

防骗最重要的一点是对疾病有理性的认识，类风湿关节炎发作虽然痛苦，病情也通常较长，但如果接受积极规范的治疗，是可以达到临床缓解的。

面对市面上的各种治疗骗局,我们一定要明确,至今为止,对抗类风湿关节炎,并没有所谓的"特效药",更不存在任何一种可以治愈该病的药物或仪器。以此为前提,下列防骗小技巧,值得学习。

(1) 如果在网络上,或者在社交软件上,看到宣称"根治类风湿关节炎"的药品或者保健品,对其合法性有怀疑时,请记下其药品或保健品的批准文号,登录国家食品药品监督管理总局官网,在"数据查询"栏目进行查询核实。

(2) 如果要在网络上购买药品,首先要检验核实售药网站是否国家药监部门批准,同样可查询。

(3) 不要随意购买类风湿关节炎处方药。任何药物都讲究用药剂量,一旦使用不当,不仅效果不佳,还可能诱发发作,或者出现药物不良反应。

(4) 别掉进"特效药"的大陷阱。社会上的一些不法医疗机构及商家,经常向患者兜售治疗类风湿关节炎的"专治药"或"特效药"。这些药大多来自东南亚和中国港澳地区,也有的打着传统中药的名义,但毫无例外,这些药丸或药片的成分中都暗含了一定量的非甾体抗炎药和/或糖皮质激素。结果,刚开始使用时,这些药确实有"特效",于是有的患者就单吃这些药,不吃原来医生开的药,甚或停止了正规的求医。但渐渐地,这些"特效药"的效果变差,需要加大剂量才有效,患者还形成了依赖性;此外,也开始变胖,甚至出现高血压、类固醇糖尿病、股骨头坏死、关节畸形和功能下降等并发症。这个时候,再来寻医,往往已失去最佳的治疗时机。因此,大家一定要高度警惕这些所谓的"特效药"。

提醒:如果你在网络上买到假冒伪劣的药品,或者发现非法售药网站,可以拨打当地食品药品监管部门投诉举报中心电话12331举报,也可以拨打互联网违法和不良信息举报中心电话12377举报。

# 这些症状,可看风湿(免疫)科

作为风湿性疾病的典型代表,毫无疑问,当出现类风湿关节炎的相关症状时,首先应想到挂风湿(免疫)科。然而,在医院里面,风湿免疫科是相对年轻的科室,大众对之还很陌生,即使得了风湿性疾病,通常也不知道要到此就诊。

风湿性疾病虽然囊括了10大类一百多种疾病,如类风湿关节炎、系统性红斑狼疮、强直性脊柱炎、骨关节炎、痛风等等,但它们也有一些比较相似的表现。我们不妨了解一下,当身体出现哪些症状时,可以考虑去找风湿(免疫)科的医生看看。

**1. 关节肿胀或疼痛**

关节肿胀或疼痛是大多数风湿性疾病常有的表现。不同的关节痛表现不一,可轻可重,持续时间可长可短,可有红肿,也可仅表现为疼痛,可表现游走性也可固定性。不同风湿性疾病可能关节疼痛特点各异,因此要准确描述。

类风湿关节炎、骨关节炎、强直性脊柱炎、痛风性关节炎、银屑病关节炎、反应性关节炎、风湿热、系统性红斑狼疮、干燥综合征等都可以出现关节肿痛。

按以下提示准确描述你的关节痛:

(1) 最经常诱发疼痛的原因:运动、外伤、劳累等。
(2) 疼痛发生时间:晨起、夜里、不定。
(3) 疼痛持续时间:持续的、一过性的、阵发性。
(4) 具体疼痛部位:关节,单个或多个,一侧或双侧。
(5) 疼痛程度。

(6) 缓解措施：休息、运动、药物。
(7) 关节外观：周围红肿、关节变形。

### 2. 肢体抬举、下蹲不便
皮肌炎、多肌炎、代谢性肌病等可出现这种表现。

### 3. 雷诺现象
遇冷或情绪改变时出现双手或双足变白，保暖或情绪稳定后变红，最后转为正常颜色。很多弥漫性结缔组织病如混合性结缔组织病、系统性硬化症、系统性红斑狼疮等均可出现这种现象。

### 4. 口眼干燥
口眼干燥不仅可见于糖尿病、使用某些药物如抗抑郁药及尿崩症，更多见于原发或继发性干燥综合征。

### 5. 下背疼痛和交替性臀部疼痛
很多强直性脊柱炎、未分化脊柱关节病等患者可出现这些症状。主要表现为夜间尤其是下半夜背部疼痛而醒，伴晨僵感，活动后症状可得到改善。

### 6. 足跟痛或其他肌腱端部位疼痛
很多血清阴性脊柱关节病可出现这些表现。

### 7. 多系统或脏器损害
多数弥漫性结缔组织病如系统性红斑狼疮、系统性血管炎、系统性硬化症等均可累及全身多个脏器或系统，如果你有3个系统的异常，就要警惕风湿性疾病。

### 8. 不明原因的长期发热

感染、肿瘤、风湿性疾病是不明原因发热的三大常见原因。经抗生素或抗结核治疗无效，并排除肿瘤者，一定要考虑风湿性疾病的可能，比如成人 Still 病。

### 9. 皮肤黏膜异常

不明原因的皮疹、晒太阳后皮肤过敏、皮肤结节、外生殖器溃疡和口腔溃疡，都有可能是风湿性疾病的表现。

### 10. 易感冒

原发性或继发性免疫功能低下者容易出现感冒。

### 11. 其他表现

如复发性血栓形成、复发性耳郭肿痛、复发性脓性或血性鼻涕、复发性流产、腊肠指(趾)、局部或全身皮肤变黑硬化及全身性疼痛伴失眠等均有可能为风湿性疾病的表现。

风湿性疾病的表现多种多样，但又有相似之处。当发现身体出现以上症状时，建议及时到风湿(免疫)科就诊。

# PART 2 ▶
# 中山大学孙逸仙纪念医院风湿免疫科及专家推荐

## 中山大学孙逸仙纪念医院风湿免疫科简介 ▶

中山大学孙逸仙纪念医院风湿免疫科成立于2001年,目前已发展为医教研综合实力广东省内领先,在国内风湿免疫学界有重要影响的医学专科。科室设有专科病房、专科门诊、风湿病治疗中心和专科实验室(开展风湿免疫病相关的实验室检查项目),并拥有一支富有朝气及实力的专业人才队伍,形成了专业、高效的风湿免疫性疾病诊疗体系。科室临床及基础的研究方向重点是类风湿关节炎和痛风,已获得国家自然基金7项,发表SCI文章36篇。2014年,科室成立了广东省首个类风湿关节炎慢病管理团队,使类风湿关节炎患者的疗效达到国际水平。2015年以来,科室成为广东省医学会风湿病学分会主委单位。

## 诊治范围 ▶

大多数风湿性疾病具有病程长、反复发作、晚期致残的特点,因此早诊断、早治疗对于病情控制及预后极其重要。中山大学孙逸仙纪念医院风湿免疫科的临床诊疗水平和服务质量在广东省及周边省市均享有盛誉,诊疗范围包括:

(1)弥漫性结缔组织病:系统性红斑狼疮、多发性肌炎/皮肌炎、系统性血管炎、硬皮病、干燥综合征、白塞病、混合性结缔组织病、成人斯蒂尔病等;

(2)骨关节病:类风湿关节炎、强直性脊柱炎、骨关节炎、痛风、骨质疏松、银屑病关节炎;

(3)诊断不清的"疑难杂症":原因不明的发热、皮疹、口腔溃疡、四肢无力、各种痛症如关节痛、颈肩痛、腰背痛、肌肉疼痛等。

## 中山大学孙逸仙纪念医院·风湿免疫科

**地址：** 广东省广州市沿江西路107号。
**门诊地点：** 门诊楼3楼。
**病房地点：** 博济楼前座5楼。
**资讯电话：** 020-81332199（医院总机）；
020-81332631或81332621（病区）；
020-81332585（门诊）；
020-81332572或81332340（实验室）。

**微信公众号：**

### 预约挂号方式

1. 网站预约：广州市统一预约挂号系统；医护网等。
2. 电话预约：020-34255880、4006677400 等。
3. 微信预约："中山大学孙逸仙纪念医院"微信公众号等。
4. 现场预约：门诊现场预约服务台；终端机自助预约等。

## 推荐专家 ▶

**戴冽：**

中山大学孙逸仙纪念医院风湿免疫科主任、主任医师

中山大学教授、博士研究生导师、医科教学督导

广东省医学会风湿病学分会主任委员

中华医学会风湿病学分会委员

中国医师协会风湿免疫科医师分会常委

中国中西医结合学会风湿病学会常委

海峡两岸医药卫生交流协会风湿免疫病学会痛风学组副组长

广东省药学会风湿免疫用药专业委员会副主任委员

广东省中西医结合学会风湿病学会副主任委员

广州市医学会骨质疏松学会副主任委员

广东省免疫学会临床免疫分会副主任委员

美国宾夕法尼亚大学医学院博士后

主持国家自然科学基金（3项）、教育部高校博士点基金等十多项省部级科研项目，已发表 SCI 论著 36 篇，国内发表论文 130 篇，其中第一作者或通讯作者 130 篇。

出诊时间：周二上午（教授门诊），周四上午（教授门诊），
　　　　　周二下午（特诊）。

# 家庭医生 医学科普丛书

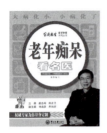

《老年痴呆看名医》

**主编简介：**

**姚志彬**，中山大学教授，博士研究生导师，广东省医学会会长。

**陆正齐**，中山大学附属第三医院神经内科主任，教授，博士研究生导师。

**内容简介：**

阿尔茨海默症是老年人痴呆的重要原因，它不是正常的老化，而是一种疾病！它不仅夺走患者的记忆，也可能让他们丧失思考、行为的能力，给家庭带来困境。本书将告诉您如何尽早发现老年痴呆的苗头，并积极处理；告诉您如何科学爱护大脑，让它更年轻。同时，也为有老年痴呆患者的家庭提供具体可行的日常照护指引。

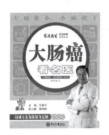

《大肠癌看名医》

**主编简介：**

**汪建平**，中山大学附属第六医院结直肠外科主任，中华医学会理事，广东省医学会副会长，广东省医师协会副会长。

**内容简介：**

大肠是健康的"晴雨表"，很容易随身体状况的变化而发生问题，而人们最易忽视细微的身体变化，如最常见的便秘和腹泻，这其中可能隐藏着重大疾病，比如逐年高发的大肠癌。本书最重要的目的，是要带给读者一个忠告：是时候关心一下您的肠道了。关注自己的肠道，会带来无比珍贵的健康。

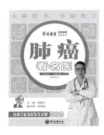

《肺癌看名医》

**主编简介：**

**何建行**，广州医科大学附属第一医院院长，胸外科教授，卫生部有突出贡献中青年专家，国务院政府特殊津贴专家，中央保健专家，中国十大口碑医生，广东省医学会胸外科学分会首届主任委员。

**内容简介：**

肺癌，一直高居我国癌症发病率的第一位。为什么会患上肺癌？早期怎么发现？该做哪些检查？如何选择治疗方案？……种种问题困扰着患者和家属。本书以通俗的语言、图文并茂的方式，全面介绍肺癌的病因、检查及治疗手段，为肺癌患者提供医、食、住、行全方位指引。

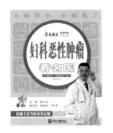

《妇科恶性肿瘤看名医》

**主编简介：**

**李小毛**，中山大学附属第三医院妇产科主任兼妇科主任，教授，博士研究生导师，妇产科学术带头人。

**内容简介：**

为什么会患上妇科恶性肿瘤？早期如何发现？做哪些检查能尽快、准确知晓病情？选哪种治疗方案？出院后，身体的不适如何改善？……本书以通俗的语言、图文结合的方式，介绍宫颈癌、子宫内膜癌、卵巢癌的病因、相关检查、治疗、高效就医途径等，为妇科恶性肿瘤患者提供医、食、住、行全方位指引。

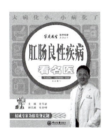

《肛肠良性疾病看名医》

**主编简介：**

**任东林**，主任医师，医学博士，外科学教授，博士研究生导师，中山大学附属第六医院运营总监，肛肠外科、中西医结合肛肠外科、盆地治疗专科主任，中国中西医结合学会大肠肛门病专业委员会主任委员，世界中医联合会肛肠专业委员会副主任委员。

**内容简介：**

我国肛门直肠良性疾病患者数以亿计。最常见的肛肠良性疾病包括痔、肛瘘、肛裂、肛周脓肿、肛周肿物、藏毛窦等等。肛肠为何会生病？如何防？如何治？本书以活泼的语言、生动的图示，为您介绍科学、准确的医学知识，力求切实为患者排忧解难。

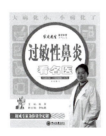

《过敏性鼻炎看名医》

**主编简介：**

**赖荷**，广州医科大学附属第二医院过敏反应科主任，主任医师，中华医学会变态反应学分会常务委员，中国医师协会变态反应医师分会常务委员，广东医学会变态反应学分会主任委员。

**内容简介：**

在21世纪，过敏成了一种"时代病"。其中，过敏性鼻炎在全球的发病率为10%~25%，有逐年增加趋势。有人认为，过敏性鼻炎不治也没什么大不了。事实上，有30%~40%的过敏性鼻炎会继续发展成为支气管哮喘。本书旨在普及过敏性鼻炎的医学常识，图文并茂，语言力求通俗易懂，为过敏性鼻炎患者提供医治、养护贴心指引。

# 家庭医生 医学科普丛书

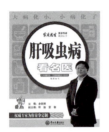

《肝吸虫病看名医》

**主编简介：**

余新炳，中山大学教授，博士研究生导师，国家医药监督管理局药物评审专家，广东省寄生虫学会理事长。

**内容简介：**

得了肝吸虫病该怎么办？需要做哪些检查？有没有遗传性？如何确定体内已无虫卵？怎样预防这种疾病？本书以简明、通俗的语言，向读者介绍肝吸虫病的致病原因、自检方法、治疗手段和预防措施等知识，同时，还提供一些高效就诊的小技巧，既突出阅读的趣味性，又兼顾知识的系统性和全面性，使读者可以轻松掌握肝吸虫病的基本知识。远离肝吸虫病，从这里开始吧！

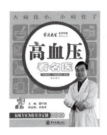

《高血压看名医》

**主编简介：**

董吁钢，中山大学附属第一医院心血管医学部主任，教授，博士研究生导师，广东省医学会心血管病分会高血压学组组长。

**内容简介：**

我国的血压控制率只有6.1%。高血压患者中约75%的人吃了降压药，血压还是没有达标。吃药为啥不管用？血压高点有啥可怕？为何要严格控制血压？顽固的高血压如何轻松降下来？防治高血压的并发症有何妙招？……以上种种疑问，在本书里都能找到您看得懂的答案。

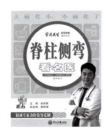

《脊柱侧弯看名医》

**主编简介：**

杨军林，中山大学附属第一医院脊柱侧弯中心主任，教授，广东省新苗脊柱侧弯预防中心主任，中华医学会骨科分会小儿骨科学组委员，中国康复医学会脊柱畸形委员会副主任委员。

**内容简介：**

什么是脊柱侧弯？如何自查脊柱侧弯？脊柱侧弯要怎么矫正？会不会耽误孩子的学习和发育？……本书以通俗的语言、图文并茂的方式，全面介绍了脊柱侧弯的成因、检查和诊治办法，为脊柱侧弯疾病患者提供了医、食、住、行全方位指引。

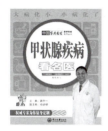

《甲状腺疾病看名医》

**主编简介：**

**蒋宁一**，中山大学孙逸仙纪念医院核医学科主任医师，教授，博士研究生导师，中华医学会核医学分会治疗学组组长。

**内容简介：**

当今生活压力大，节奏紧张，甲状腺疾病的发病率有上升趋势。常见的甲状腺疾病有哪些？甲状腺疾病该如何治？……本书以通俗易懂的语言、生动活泼的图片聚焦甲状腺疾病，向广大读者介绍甲状腺的生理功能及其常见病的防治知识。患者最关心、最常见、最具代表性的疑问都能从本书中得到解答。

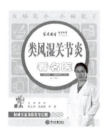

《类风湿关节炎看名医》

**主编简介：**

**戴冽**，中山大学孙逸仙纪念医院风湿免疫科主任，教授，博士研究生导师，广东省医学会风湿病学会副主任委员。

**内容简介：**

"活着的癌症，不死的僵尸"，是人们对风湿免疫性疾病的常见形容，类风湿性关节炎则是这类病的典型代表之一。好端端的，为什么就招惹了这个病？早期，如何发现该病的蛛丝马迹？就医时，怎么才能找对门路，少绕弯子？治疗时，怎样遵医嘱，科学用药？衣食住行中，如何全面呵护自己，改善病情……以上种种问题的答案，都以晓畅的语言、生动的配图，尽情呈现在本书中。

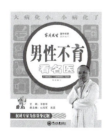

《男性不育看名医》

**主编简介：**

**邓春华**，中山大学附属第一医院泌尿外科教授，博士研究生导师，中华医学会男科学分会候任主任委员。

**内容简介：**

二孩政策全面放开，孕育话题再次被引爆。然而，大量不育男性却深陷痛苦之中。不育男性如何通过生活方式的调整走出困境？医生如何借助"药丸子""捉精子""动刀子"等手段，让患者"绝处逢生"？患者与男科医生之间如何高效沟通？……本书语言通俗易懂，不失为男性不育患者走出困境的一份贴心指引。

# 家庭医生 医学科普丛书

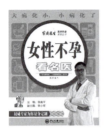

《女性不孕看名医》

**主编简介：**

**张建平**，中山大学孙逸仙纪念医院妇产科教授，博士研究生导师，学术带头人，中华妇产科学会妊娠期高血压疾病学组副组长。

**内容简介：**

不孕不育，一种特殊的健康缺陷。不孕女性需要做哪些相关检查和治疗？如何通过生活方式的调整走出困境？女性不孕患者的诊治有怎样的流程？试管婴儿能解决所有的问题吗？……本书以通俗易懂的语言，全面介绍了女性不孕的病因、相关检查、治疗手段及高效就医途径，不失为女性不孕患者走出困境的一份贴心指引。

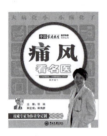

《痛风看名医》

**主编简介：**

**张晓**，广东省人民医院风湿科行政主任，中国医师协会风湿免疫科医师分会副会长，广东省医师协会风湿免疫分会主任委员，广东省医学会风湿免疫分会副主任委员。

**内容简介：**

得了痛风，便再也摆脱不了随时发作的剧痛？再也离不开药罐子的生活？再也无缘天下美味，只能索然无味地过日子？……专家将带给您关于痛风这个古老疾病的全新认识：尿酸是可以降的，痛是不需要忍的，而美食同样是不可辜负的。本书以图文并茂的方式，给痛风及高尿酸血症患者提供了医、食、住、行的全方位指引。

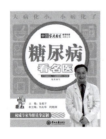

《糖尿病看名医》

**主编简介：**

**翁建平**，中山大学附属第三医院教授，博士研究生导师，内分泌科首席专家，现任中华医学会糖尿病学分会主任委员。

**内容简介：**

怎样知道自己是否属于糖尿病高危人群？患了糖尿病，如何通过饮食方式的调整、行为方式的改变以及药物治疗来稳定血糖？如何有效地与医生沟通？……本书以通俗易懂的语言、图文并茂的方式，全面介绍糖尿病的病因、相关检查、治疗手段及高效就医途径，给糖尿病患者提供了医、食、住、行的全方位指引。

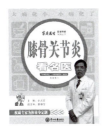

**主编简介：**

**史占军**，南方医科大学南方医院关节与骨病外科主任，教授，主任医师，博士研究生导师，广东省医学会关节外科学会主任委员。

**内容简介：**

中老年膝关节疼痛占了骨科门诊的二分之一，主要原因就是膝骨关节炎。生活中怎么才能养护膝骨关节，延缓其退化？跑步、爬山如何不伤膝？得了膝骨关节炎如何选择合适的运动方式？疼痛如何避免？……本书以通俗易懂的语言，图文并茂的方式，为膝骨关节炎患者提供了医、食、住、行的全方位指引。

*《膝骨关节炎看名医》*

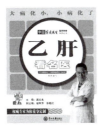

**主编简介：**

**高志良**，中山大学附属第三医院肝病医院副院长，感染性疾病科主任，教授，博士研究生导师，广东省医学会感染病学分会主任委员。

**内容简介：**

本书由著名肝病专家高志良教授主编，聚焦乙肝话题，进行深度剖析：和乙肝病毒感染者进餐会传染乙肝吗？肝功能正常需不需要治疗？乙肝患者终生不能停药吗？乙肝妈妈如何生下健康宝宝？患者与医生之间如何高效沟通？……想知道答案吗？请看本书！

*《乙肝看名医》*

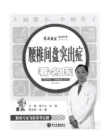

**主编简介：**

**黄东生**，中山大学孙逸仙纪念医院脊柱外科教授，主任医师，博士研究生导师，广东省医学会脊柱外科学分会前任主任委员，中国医师协会骨科医师分会脊柱畸形委员会委员，国际内固定学会AO脊柱培训中心主任。

**内容简介：**

腰痛缠身，是否意味着患上了腰椎间盘突出症？腰椎间盘突出症患者，如何治疗、保健、聪明就医？本书以通俗易懂的语言、图文并茂的方式，介绍腰椎间盘突出症的症状、病因、治疗、日常保健及高效就医知识，为腰椎间盘突出症患者提供了医、食、住、行的全方位指引。

*《腰椎间盘突出症看名医》*

# 家庭医生 医学科普丛书

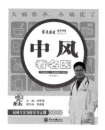

《中风看名医》

**主编简介：**

**胡学强**，中山大学附属第三医院神经病学科前主任，教授，博士研究生导师，广东省中西医结合学会脑心同治专业委员会主任委员。

**内容简介：**

中风又称脑卒中。中风先兆如何识别？中风或疑似中风，要做哪些相关检查和治疗？中风救治一刻千金，其诊治的标准流程是怎样的？如何调整生活方式，防患于未然？……本书以通俗易懂的语言，全面介绍了中风的病因、相关检查、治疗手段及高效就医途径，为中风患者提供了医、食、住、行全方位指引。

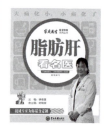

《脂肪肝看名医》

**主编简介：**

**钟碧慧**，中山大学附属第一医院感染科主任，教授，博士研究生导师，广东省医学会肝脏病学分会脂肪肝学组副组长。

**内容简介：**

随着饮食结构和生活习惯的改变，脂肪肝已成为我国第一大慢性肝病。怎样知道自己是否有脂肪肝？脂肪肝有哪些危害？患了脂肪肝，怎么办？是否再也离不开药罐子的生活？能彻底治愈吗？……专家将为您揭开脂肪肝的来龙去脉，介绍脂肪肝的病因、相关检查和治疗手段。书中内容科学、语言通俗、图文并茂，让您在轻松阅读之余，掌握脂肪肝的防治之道。

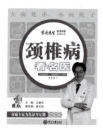

《颈椎病看名医》

**主编简介：**

**王楚怀**，中山大学附属第一医院康复科教授，博士研究生导师，中国康复医学会颈椎病专业委员会副主任委员。

**内容简介：**

颈椎病是日常生活中的常见病、多发病。其类型多样，表现百变。颈椎长骨刺＝颈椎病？得了颈椎病，最终都会瘫？反复落枕是何因？颈椎病为何易复发？颈椎病，如何选枕头？"米"字操真的有用吗？……本书以通俗易懂的语言、图文并茂的形式，深入浅出地介绍了颈椎病的来龙去脉，让读者在轻松阅读之余，学会颈椎病的防治之法。